干部心理健康与心理调适

向 红／著

光明日报出版社

图书在版编目（CIP）数据

干部心理健康与心理调适 / 向红著. -- 北京：光明日报出版社, 2020.7

ISBN 978-7-5194-5837-9

Ⅰ.①干… Ⅱ.①向… Ⅲ.①领导人员—心理健康—普及读物 Ⅳ.①R161.1-49

中国版本图书馆CIP数据核字（2020）第111780号

干部心理健康与心理调适

GANBU XINLI JIANKANG YU XINLI TIAOSHI

著　　者：向　红

责任编辑：庄　宁　　　　责任校对：赵鸣鸣
封面设计：中尚图　　　　责任印制：曹　净

出版发行：光明日报出版社
地　　址：北京市西城区永安路106号，100050
电　　话：010-63169890（咨询），63131930（邮购）
传　　真：010-63169890
网　　址：http://book.gmw.cn
E - m a i l：zhuangning@gmw.cn
法律顾问：北京德恒律师事务所龚柳方律师，电话：010-67019571

印　　刷：河北盛世彩捷印刷有限公司
装　　订：河北盛世彩捷印刷有限公司
本书如有破损、缺页、装订错误，请与本社联系调换

开　　本：170mm×240mm
字　　数：193千字　　　　印　　张：13.5
版　　次：2020年7月第1版　　印　　次：2020年7月第1次印刷
书　　号：ISBN 978-7-5194-5837-9

定　　价：49.00元

前　言

您是否总是无端烦恼，为一点小事大发脾气？明知没有必要却难以自我克制？

您是否害怕与人交往，一见到领导就心慌紧张？

您是否总是感到焦虑不安，内心一直动荡不平静？

您是否总是忧心忡忡，担心会有什么意外的变故不期而至？

您是否总是感觉自己各方面都不如别人？愤怒命运的不公？

您是否情绪持续低落、麻木，感觉工作生活都没有意义，不知该朝向何方努力？

您是否最近总是失眠、头痛、厌食，感觉身心疲惫？

干部作为一个特殊的职业群体，除了要和普通人一样，面临婚姻家庭、子女教育、人际交往、生理周期、情绪焦虑等方方面面的问题，还要比常人承担更繁重的工作压力，他们的内心活动更丰富，思想负担更沉重，经受的心理考验更大，这些都容易导致干部成为心理健康问题的"高危人群"。因此，关注干部心理健康与心理调适，已经成为当前一个很紧迫、很有现实意义的话题。

心理问题不会自己消失，如果我们对它置之不理，问题可能会像滚雪球一样越滚越大，它不仅会让我们内心千疮百孔，产生焦虑症、恐惧症、强迫症、抑郁症等心理疾病，还会因此导致身体疾病，轻则神经衰弱，重则引发糖尿病、高血压、心脏病等重大疾病，给我们的工作、学习、生活、健康造成恶性影响。

老子说："知人者智，自知者明。"干部对自我认知的程度直接影响着心理健康和工作效果。强调心理健康的重要性，是对干部自身的一种人文关怀。从个人来看，强调心理健康有益于提高干部的生活质量和生命质量；从整个社会来看，提高心理素质，也是对人们心理健康和精神卫生的一种社会保障。

本书通过工作、人际关系、家庭、身体健康、信仰等方面的典型案例呈现干部心理对个人及组织发展的影响，探讨干部的压力来源、压力导致的后果以及预防性压力管理的各种方法，使干部对自己的心理有客观科学的认知，通过不断地反省和调适，减少社会知觉障碍，提高自我监控、自我管理的能力，提升心理健康指数，促进干部身心全面健康发展。希望本书能为广大干部身心健康的发展提供帮助。

目 录
CONTENTS

第一部分　总　论

心若改变，你的态度跟着改变；

态度改变，你的习惯跟着改变；

习惯改变，你的性格跟着改变；

性格改变，你的人生跟着改变。

——亚伯拉罕·马斯洛（AbrahamH.Maslow）

第二部分　工作篇

精神健康的人，

总是努力地工作及爱人。

只要能做到这两件事，

其他的事就没有什么困难。

——西格蒙德·弗洛伊德（Sigmund Freud）

第三部分　人际篇

世界很单纯，人生也一样。
不是世界复杂，
而是你把世界变复杂了。
没有一个人是住在客观的世界里，
我们都居住在一个
各自赋予其意义的主观的世界。
　　　　——阿尔弗雷德·阿德勒（Alfred Adler）

第四部分　家庭篇

不成熟的爱是因为我需要你，
所以我爱你；
成熟的爱是因为我爱你，
所以我需要你。
　　　　——艾瑞克·弗洛姆（Erich Fromm）

第五部分 身体篇

要对这残缺的世界保持耐性，
也别高估自己的完美。
　　——卡尔·荣格（Carl Gustav Jung）

第六部分 信仰篇

决不要陷于骄傲。
因为一骄傲，
你们就会在应该同意的场合固执起来；
因为一骄傲，
你们就会拒绝别人的忠告和友谊的帮助；
因为一骄傲，
你们就会丧失客观标准。
　　——伊凡·彼德罗维奇·巴甫洛夫
　　　（Иван Петрович Павлов）

第一部分 总 论

心若改变，你的态度跟着改变；

态度改变，你的习惯跟着改变；

习惯改变，你的性格跟着改变；

性格改变，你的人生跟着改变。

——亚伯拉罕·马斯洛（Abraham H.Maslow）

截至 2015 年年底，全国共有 717.1 万名公务员，还有 88.4 万名参照公务员法管理的群团机关、事业单位工作人员，其中基层公务员约占九成。公务员作为政府管理社会事务的组织者、推动者和实践者，为经济发展和社会进步做出了巨大贡献。同时，随着政治和经济体制改革日渐深入、社会转型不断加快、社会结构深刻变动，公务员角色从管理者向服务者转变，各类媒体对公务员的监督力度加强，各级公务员面临的挑战增多，承受的心理压力也越来越大。由于难以疏解，这些存在心理健康问题的公务员，轻者降低工作效率、影响家庭生活质量，重者出现心理异常，甚至导致自杀现象的发生。近年来，我国各地时有干部非正常死亡现象发生，据公布的鉴定结果显示，除少数"畏罪自杀"外，大多数源于"劳累过度致死""工作压力大""抑郁症困扰"等。《中国国民心理健康发展报告（2017—2018）》显示，我国干部群体整体上心理健康水平良好，但仍有 5% 的人焦虑水平比较高，5.5% 的人抑郁水平比较高，10.2% 的人压力水平比较高。不同性别、年龄、婚姻状况、受教育程度和不同群体的公务员心理健康水平差异显著：女性公务员心理健康水平明显好于男性，中年群体的心理健康水平显著低于其他群体，未婚群体的心理健康水平差于已婚群体，受教育程度低的群体心理健康水平也较低，普通公务员低于金融系统公职人员。[①] 我国干部群体的心理健康越来越需要引起社会各界的高度关注。

一、心理健康的意义

（一）心理健康的内涵

健康是一个动态的概念，以前，在我们还为温饱问题发愁的时候，我们对健康的定义可能只是不生病而已。后来随着社会的发展和生活水平的提高，心理健康的概念在不断丰富和完善。

世界卫生组织（WHO）在其《宪章》中提出了著名的健康新概念："健康不仅是没有疾病，而且是身体上、心理上和社会上的完好状态。"

关于心理健康的确切定义，国内外并没有一个公认的统一界定。近年来，国内外学者根据所处文化背景、研究角度的差异，提出了对心理健康的理解，其中，比较具有代表性的观点有：

人格心理学家戈登·奥尔波特（Gordon W.Allport）对心理健康的定义是"个人拥有成熟人格，摆脱了过去的压抑并在理性和意识层面上进行各项活动的一种状态"。

心理学家英格里斯（H.B.English）提出："心理健康是指一种持续的心理状况，个体在这种状况下适应良好，具有生命力，并能充分发展其身心的潜能，而不仅仅是免于心理疾病。"

著名社会心理学家马斯洛（A.H.Maslow）将心理健康归结为充分的安

---

① 傅小兰，张侃，陈雪峰等. 心理健康蓝皮书：中国国民心理健康发展报告（2017—2018）[M]. 北京：社会科学文献出版社，2019.

全感，充分了解自己，并对自己的能力做适当的评价，能保持人格的完整与和谐，具有良好的人际关系，适度的情绪表达及控制等。

人本主义心理学的主要代表人物罗杰斯（Carl Rogers）提出心理健康的人具有五个特点：能接受一切经验；可以时刻保持生活充实；信任自己的集体；感觉自己有自由感；具有较高的创造性。

社会学者玻肯（W.W.Bochm）的看法则是，心理健康就是合乎某一水准的社会行为，一方面为社会所接受，另一方面能为自身带来快乐。

哈佛大学教授乔治·维兰特（George Vaillant）从积极心理学的角度提出心理健康的概念，认为"积极心理健康是一种高于常态的真实愉悦，有能力去爱和工作的心理状态"。

积极心理学家马丁·塞利格曼（Martin Seligman）认为，消除或摆脱了各种心理疾病的人并不一定就意味着心理健康，人的心理健康应该包括两个方面：一是指没有各种心理问题的困扰，二是指人的各种积极品质和积极力量的产生和增加。

美国著名心理学家凯斯（Keyes）从主观幸福感的角度对心理健康进行了界定，认为心理健康是一种完善的状态，不仅免于心理疾病，而且还能获得心理幸福、社会幸福、情绪幸福。

1946年，第三届国际心理卫生大会曾给心理健康下了一个定义："心理健康是指在身体、智能，以及情感上能保持同他人的心理不相矛盾，并将个人的心境发展成为最佳的状态。"我国心理学家叶弈乾（1996）认为"当所有的心理活动过程包括心理操作和心理适应过程以及两者的相互作用都处于正常状态时，个体心理才是正常健康的"。

由此可见，虽然学者们所站的角度不同，对心理健康的理解有一定差异，但存在一些共同之处，那就是：心理健康是指在正常发展的智能基础上，形成的一种良好个性、良好处世能力和自我潜能最大发挥的心理特质结构。也就是说，心理健康的含义不能仅停留在适应的层面，它还包括个体的自我完善和积极发展。另外，在理解心理健康的含义时，我们必须明白不同的国家、不同的民族对心理健康有不同的认识。随着社会的发展和变化，心理健康的标准也会发生相应变化。

（二）心理健康的标准

心理的健康程度，以什么作为标准，并不像生理健康那样已经具有比较客观的指标和检测手段。心理健康和不健康之间并没有一个绝对的界限，不同的社会制度和民族文化，对心理健康也有不同的要求，因此，目前心理学界对心理健康尚没有一个公认的一致的标准。国内外许多心理学家从不同的角度对此进行积极探索，提出了各种观点。

德国心理治疗师、心理学家诺斯拉特·佩塞施基安教授（Nossrat Peseschkian）认为："心理健康的人指的并不是生活中没有问题的人，而是那些能够解决生活问题的人。"这种解决包括三个方面：积极（全面）、平衡（适度）、磋商（灵活）。这就意味着你能在你的生活中，拥有体验生活各方面的能力，不沉迷于生活中的某一个或者某两个方面；拥有平衡问题各方、寻求适中解决的能力；拥有积极学习、不让自己局限于一种特定的模式下的能力。

美国著名心理学家马斯洛（A.H.Maslow）和密特尔曼（Mittelman）也曾提出个体心理是否健康的十条标准：

①是否有充分的安全感；

②是否对自己有较充分的了解，并能恰当地评价自己的能力；

③自己的生活理想和目标是否切合实际；

④能否与周围环境保持良好的接触；

⑤能否保持自身人格的完整与和谐；

⑥是否具备从经验中学习的能力；

⑦能否保持适当和良好的人际关系；

⑧能否适度地表达和控制自己的情绪；

⑨能否在集体允许的前提下，有限度地发挥自己的个性；

⑩能否在社会规范的范围内，适度地满足个人的基本需求。

美国学者坎布斯（A.W.Combs）认为，一个心理健康、人格健全的人应有四种特质：

①积极的自我观念。能悦纳自己、接受自己，也能为他人悦纳，能体验到自己存在的价值，能面对和处理好日常生活中遇到的各种挑战。尽管有时也可能会觉得不顺心，也并非总为他人所喜爱，但是肯定的积极的自我观念总是占优势的。

②恰当地认同他人。能认可别人的存在和重要性，即能认同别人而不依赖或强求别人，能体验自己在许多方面和大家都是相同的、相通的，能和别人分享爱和恨、乐与忧以及对未来美好的憧憬，并且不会因此而失去自我，仍保持着自我的独立性。

③面对和接受现实。能面对和接受现实，而不论其是好是坏或对自己有利或不利，即使现实不符合自己的希望与信念，也能设身处地、实事求是地去面对和接受现实的考验。能够多方面寻求信息，善于倾听不同的意见，正确把握事实的真相，相信自己的力量，随时接受挑战。

④主观经验丰富，可供利用。能对自己、周围的事物、人物及环境有较清楚的知觉，不会迷惑和彷徨，在自己的主观经验世界里，储存着各种可利用的信息、知识和技能，并能随时提取使用。善于发现和利用自己的长处和优点，同时也能借鉴和学习别人的长处、优点，以此来解决自身所遇到的问题，从而增进自己行为的有效性，并且不断丰富自己的经验、知识库。

著名心理学家许又新提出心理健康的三个标准，即体验标准、操作标准和发展标准。这三个标准，也要联系起来综合地加以考察和衡量。

①体验标准。是指以个人的主观体验和内心世界为准，主要包括良好的心情和恰当的自我评价。自我感觉良好，对自己的评价很适当，不过高地高估自己，也不过分地贬低自己，对自己有一个稳定而客观的评价标准，不受他人评价的影响。不会过分担心别人对自己的看法。

②操作标准。是指通过观察、实验和测验等方法考察心理活动的过程和效应，其核心是效率，主要包括个人心理活动的效率和个人的社会效率或社会功能（如工作及学习效率高，人际关系和谐等）。比如工作学习是

否可以正常进行，是否可以达到满意的效果，人际关系是否存在问题，是否可以融洽地跟别人相处，从而能够顺利地完成与他人合作与交流的目的。

③发展标准。着重对人的心理状况进行时间纵向（过去、现在与未来）考察分析（而前两种标准主要着眼于横向，考虑一个人的精神现状）。发展标准指有向较高水平发展的可能性，并且有使可能性变成现实的行动措施。就是是否有理想有目标，并且可以把这些理想和目标实现，让自身得以发展。

我国著名心理学家郭念锋早在1986年就提出了心理健康水平的十标准。

表1　郭念锋关于心理健康水平的十标准

评估标准	含义
心理活动强度	对于突然的精神刺激的抵抗能力
心理活动耐受力	对于慢性的、长期的精神刺激的耐受能力
周期节律力	人的心理活动在形式和效率上内在的节律性，一般可以用心理活动的效率为指标去探索这种客观节律的变化
意识水平	往往以注意力水平的好坏为客观指标
暗示性	易受暗示的人，往往容易被周围环境的无关因素引起情绪的波动和思维的动摇，有时表现为意志力薄弱。他们的情绪和思维很容易随环境变化，精神活动不太稳定
康复能力	从创伤刺激中恢复到往常水平的能力
心理自控力	情绪的强度、情感的表达、思维的方向和思维过程都是在人的自觉控制下实现的，对情绪、思维和行为的自控程度与人的心理健康水平密切相关
自信心	正确自我认知的能力，这种能力可以在生活实践中逐步提高。自我评估时，估计过高或过低都属于自信心偏差，可能会导致失败
社会交往	正常的与人交往的能力，社会交往是精神活动得以维持的重要支柱，现实生活中较常见的是心情抑郁，人在抑郁状态下，社会交往受阻较为常见
环境适应能力	为了个体保存和种族延续进行的适应行为。主动适应的内涵是积极地去改变环境，消极适应的内涵是躲避环境的冲击

综合上述观点，笔者认为心理健康的标准应该包括以下几方面的内容：

①正视现实，接受现实

心理健康的人能够面对现实，接受现实；主动地适应环境的变化，对周围的环境事物能够客观地认识和评价；对突发事件能较好地接受而不逃避现实；对生活、学习和工作中的困难能做到妥善处理；对挫折、失败有足够的勇气和信心。心理不健康的人往往容易以幻想代替现实，不敢面对现实，缺乏足够的勇气去面对挑战，或怨自己生不逢时，或怨社会环境对己不公，因而难以适应环境。

②正确评价，悦纳自己

心理健康的人能充分认识自身存在的价值，正确看待自己的长处和不足，有自知之明，能对自己做出恰当、客观的评价，能确立与自己能力相吻合的目标，对自己的现状和前途充满自信，努力发展自己的潜力，即使对自己无法补救的缺陷也能正确对待。一个心理不健康的人则缺乏自知之明，确立的目标总高于自己的实际水平，对自己总是不满意，总希望自己完美无缺但又无法实现，于是总和自己过不去，自责、自怨，内心常处于不平衡的状态，从而失去对自我的客观认识和评价。

③接受他人，善与人相处

心理健康的人不仅能接受自我、悦纳自我，也能接受他人、悦纳他人，充分认识、肯定别人存在的重要性，乐于与人交往，让他人了解和接受自己，人际关系和谐，有自己的朋友，具有同情、友善、信任、尊重等积极的态度，因而有充分的安全感。一个心理不健康的人，总是将自己孤立于群体之外，甚至与周围的人格格不入。

④乐观进取，反应适度

心理健康的人情绪稳定、乐观，热爱生活，乐于工作，既能尽情享受生活的乐趣，又能积极进取，不断开拓自己的生活空间，充分发挥自己的聪明才智，体验成功的喜悦，积极的情绪多于消极的情绪。面临各种环境能适度地表达和控制自己的情绪，反应的强度和刺激的强度相一致，该激动时激动、该冷静时冷静，恰如其分，做到喜不狂、胜不骄、败不馁、谦而不卑、自尊自重。

⑤智力正常，人格完整

智力正常是心理健康的重要标准，也是人进行正常生活、学习、工作所必备的心理条件。同时，心理健康的人还拥有完整和谐的人格，表现为性格开朗、为人处世灵活而稳定；思考问题的方式合理而适中；情绪反应稳定而适度；与周围环境保持良好的接触，与社会生活融为一体。

⑥心理行为符合年龄特征

人的心理和行为是随着年龄的增长而发展的，不同年龄阶段都有其相应的心理行为模式。心理健康的人应具有与多数同龄人相符的心理行为特征，若一个人心理行为严重偏离自己的年龄特征，就是心理不健康的表现。如有的干部正值中年成熟阶段，是精力充沛、思维敏捷、情感丰富的人生阶段，因而应表现为成熟稳重、做事干练，若表现过于怪异夸张，则有悖于这一阶段的年龄特征。

心理知识链接

相关概念的区分

心理正常：指具备正常功能的心理活动，或是不包含有精神病症状的心理活动；

心理不正常：指异常心理，有典型精神障碍（俗称"精神病"）症状的心理活动。

表2　心理正常与异常，心理健康与不健康区分

分类	表现
心理正常	心理健康（动态平衡）
	心理不健康（动态失衡）
心理异常	精神病性障碍（幻觉，妄想）
	神经症（持久的心理冲突）

健康的心理活动是一种处于动态平衡的心理过程。相反，不健康的心理活动是一种处于动态失衡的心理过程。心理不健康状态包括一般心理问题、严重心理问题、神经症性心理问题（可疑神经症）。

1. 一般心理问题

一般心理问题是由现实因素激发、持续时间较短、情绪反应能在理智控制之下，不严重破坏社会功能、情绪反应尚未泛化的心理不健康状况。具有以下四个特点：

①由于现实生活、工作压力、处事失误等因素产生内心冲突，冲突是常形的，并因此而体验到不良情绪（如烦恼、后悔、焦虑、冷漠、暴躁、自卑、消沉等）。

②不良情绪不间断地持续一个月，或不良情绪间断地持续两个月仍不能自行化解。

③不良情绪反应仍在相当程度的理智控制下，始终能保持行为不失常态，基本维持正常生活、学习、社会交往，但效率有所下降。

④不良情绪的激发因素仅仅局限于最初事件，即使是与最初事件有联系的其他事件，也不引起此类不良情绪。

大部分一般心理问题都会自行缓解甚至自行矫正，有的一般心理问题也会累积、迁延、演变而发展成其他更为严重的心理异常。如对汽车驾驶情景的过度紧张反应会因心理自我调整而逐渐缓解、消失，如果不进行自我调整，久而久之容易演变为驾驶恐惧症。

2. 严重心理问题

严重心理问题是由相对强烈的现实因素激发，初始情绪反应强烈、持续时间较长、内容充分泛化的心理不健康状态。具有以下特征：

①引起严重心理问题的原因，是较为强烈的、对个体威胁较大的现实刺激。内心冲突是常形的。在不同的刺激作用下，求助者分别体验着不同的痛苦情绪（如悔恨、冤屈、失落、恼怒、悲哀等）。

②从产生痛苦情绪开始，痛苦情绪间断或不间断地持续在两个月以上，半年以下。

③遭受的刺激强度越大，反应越强烈。多数情况下，会短暂地失去理性控制；在后来的持续时间里，痛苦可以逐渐减弱，但是，单纯地依靠"自然发展"或"非专业性的干预"却难以解脱；对生活、工作和社会交往有一定程度的影响。

④痛苦情绪不但能被最初的刺激引起，而且与最初刺激相类似、相关联的刺激，也可以引起此类痛苦，即反应对象被泛化。

3. 神经症性心理问题（可疑神经症）

可疑神经症其内心冲突是变形的，接近神经衰弱或神经症，或其本身就是神经衰弱或神经症的早期阶段。

（三）心理健康的影响因素

人的心理活动是一个极其复杂的动态过程，因此，影响心理健康，造成心理障碍的因素也是复杂多样的，其中包括生物因素、社会因素、心理因素等。

1. 生物因素

（1）遗传因素

人的心理主要是在后天环境影响下形成和发展起来的，然而，人的心理发展与遗传因素有着密切的关系。根据统计调查及临床观察，许多精神疾病的发病原因具有血缘关系。同时，遗传上的易感性在一些人身上也是存在的，以遗传素质为基础的神经类型及各个年龄阶段所表现的身体特征也影响着人的心理活动。

（2）躯体疾病

躯体疾病，尤其是慢性疾病，是人类健康的重大威胁，对人们的生活质量乃至寿命有着重要影响。当患有躯体疾病时，人们往往会感到担忧，或因受到疾病折磨而产生不同程度的抑郁或焦虑情绪。心与身无法截然分开，身和心共同拥有同样的系统——神经系统、循环系统、内分泌系统、免疫系统。胰脏或肝脏发生病变，大脑就痛苦，影响心理承受能力，反之，脑部出了偏差，也可能传送生化震波，扰乱身体各部位。

2. 社会因素

（1）生活环境因素

首先，生活中的物质条件恶劣，生活习惯不当如摄取烟、酒、食物的过量等，都会影响和损害身心健康。其次，不良的工作环境、劳动时间过长、工作无法胜任、工作单调以及居住条件差、经济收入低等，都会使人产生焦虑、烦躁、愤怒、失望等紧张心理状态从而影响人的心理健康。此外，生活环境的巨大变迁也会使个体产生心理应激，由此带来心理的不适。

（2）重大生活事件与突变因素

生活中遇到的各种各样的变化尤其是一些突然变化的事件，常常是导致心理失常或精神疾病的原因，比如家人死亡、离婚、失恋、天灾、疾病等。由于个体每经历一次生活事件，都会给其带来压力，都要付出精力去调整适应，因此，如果在一段时间内发生的不幸事件太多或事件较严重、突然，个体的身心健康就容易受到影响。

（3）文化教育因素

教育因素包含家庭教育和学校教育。对个人心理发展而言，早期教育和家庭环境是影响心理健康的重要因素之一。研究表明，个体早期环境如果单调、贫乏，其心理发展将会受到阻碍，并会抑制其潜能的发展；而受到良好照顾，接受丰富刺激的个体则可能在成年后成为佼佼者。

另外，儿童与父母的关系，父母的教养态度、方式，家庭的类型等也会对个体以后的心理健康产生影响。早期与父母建立和保持良好关系，得到充分的父母关爱，受到支持、鼓励的儿童，容易获得安全感和信任感，并对成年后的人格发展、人际交往、社会适应等有着积极的促进作用。比如，1980年，杰克布迪通过大量的临床观察发现，成年期的抑郁与青春期前爱的持续缺乏和丧失有着密切的联系。

学校教育的失当，例如学校的教育方法、学校的人际关系、校风等方面的问题，教师的教育态度、人格状况不良等，都会导致学生心理健康问题。

此外，不同的社会文化对人的心理健康也有重大影响。文化精神病学的研究表明，不同文化（科学、教育、宗教、风俗、传统文化、社会习惯等）中精神病的发病率与临床表现形式都存在明显的差异。

3. 心理因素

（1）情感因素

人的心理活动总是通过人的情感变化而影响内脏器官的活动。积极、愉快的情感对人的生活起着良好的作用，有助于发挥机体的潜能，提高工作效率，增进人体健康。近代医学科学实验研究已肯定消极情感对身心疾病的发生、发展过程起着不良作用。例如，无所依靠和失望的情绪会降低一个人的免疫力。情绪在心理健康中起核心作用，情绪异常往往是心理疾病和精神疾病的先兆，因此，良好的情绪是心理健康的重要保证。

（2）个性特征

每个人都有自己独特的个性特征，它对人的心理健康有非常明显的影响。这是因为人们总是根据自己的个性特点对致病原因及已形成的疾病做出反应，因此，个体的个性特征往往比引起疾病的病原性质更能决定疾病的表现。研究表明，各种精神疾病特别是神经官能症，往往都有相应的特殊人格特征为其发病的基础。美国学者弗里曼（Freeman）研究发现，多数心脏病人都具有"A型性格"。有人还发现癌症患者具有所谓"亚稳定个性"，即以抑制倾向为特征的个性特点。因此，培养和完善健全的人格是预防和减少心理障碍或精神疾病的一项重要措施。

（3）心理冲突

心理冲突是人们面对难以抉择的处境而产生的心理矛盾状态。由于心理冲突带来的是一种心理压力，这种压力往往会增大个体适应环境的困难，因而，在多数情况下都会对个体的身心健康和工作产生不良的影响。尤其是当冲突长期得不到缓解时，便会产生紧张和焦虑的情绪，严重的还可能导致心理疾病。虽然心理冲突并不一定全是坏事，但剧烈而持久的冲突无疑会有损身心健康，应尽量避免。

（四）心理健康的重要意义

近年来，中央在努力推进各个领域的深化改革，打响了扶贫工作的攻坚战，吹响了实现第一个一百年目标的号角，各条战线的干部都感受到肩上的担子光荣而艰巨。作为各级干部，承担着来自各方面的压力，包括超强度的工作负荷、难以预见的职务晋升、复杂的社会关系、各类会议学习、突发事件、子女上学、老人养老等。如果不能应对好各类压力，可能带来身体和心理上的各种问题和疾病，因此，各级干部都应科学掌握应对压力的方法，预防各类身心健康问题的出现。

2010 年，中组部在《组工通讯》上刊发了《切实关心干部心理健康》文章，提出"各级党组织对此应高度重视，采取切实措施加以防范和解决"。

2011 年，中纪委、中组部、国家监察委员会联合下发文件《关于关心干部心理健康，提高干部心理素质的意见》，对于维护干部心理健康提出了具体要求。

2016 年 12 月 30 日，卫健委联合 22 个部委发布了《关于加强心理健康服务的指导意见》，在文件中明确提出"要把心理健康教育作为各级各类干部教育培训的重要内容，要把良好的心理素质作为衡量干部综合能力的重要方面，全面提升党员干部的心理素质"[①]。

2018 年 5 月，中央办公厅印发《关于进一步激励广大干部新时代新担当新作为的意见》，提出要对干部"心理上关怀"。

2018 年 7 月，习近平总书记在全国组织工作会议上指出，要关注干部身心健康。随后，中共中央印发的《2018—2022 年全国干部教育培训规划》把心理健康列为新时代干部教育培训的基本内容之一。

干部作为社会主义事业的规划师、实践者、监督员，承担的任务很重、责任很大，面对的挑战很多、要求很高，遇到的陷阱很深、诱惑很大。但他们也和普通人一样会遇到心理健康问题。干部是否具有良好的心理健康

---

① 傅小兰. 加强社会心理服务体系建设 [J]. 人民论坛，2017（11）上：124.

水平意义较大，他们心理健康状况的优劣，直接影响着其工作行为的正确与否，直接关系到组织的发展、社会的稳定、人民的幸福，甚至会直接影响到党和国家的前途命运[①]。

二、常见心理问题

2015 年至 2017 年期间，中科院心理所国家公务员心理健康应用研究中心调查了 32436 名公务员压力与心理健康状况。调查发现，公务员生活问题压力最大，其次是职业发展压力，然后依次是工作任务压力、角色定位压力和人际关系压力。公务员群体整体上有 10% 的人焦虑水平比较高，8.4% 的人抑郁水平比较高，15.2% 的人压力水平比较高。虽然这只是局部抽样调查，但干部心理健康问题具有一定的普遍性。

（一）倦怠心理

职业倦怠又称"职业枯竭"，属于心理枯竭范畴。心理枯竭是持续的巨大压力造成的现象，指个体无法应付外界超出个人能量和资源的过度要求，而产生的生理、情感、行为等方面的耗竭状态。而职业倦怠是由工作引发的心理枯竭现象，是从业人员在工作压力之下所体验到的身心疲惫、能量耗尽的一种亚健康状态[②]。职业倦怠是资源过度需求状况下的生理疲劳、情绪衰竭和认知厌倦，此种厌倦会带来工作上的疏离感、无成就感和无规范感，从而进一步诱发个体以负向的态度和行为面对工作。

人之所以会出现不同程度的职业倦怠，是因为其长期处于压力大、加班多的状态，这会对其心理和身体产生影响，进而容易引发情绪上的不满与抱怨。情绪影响认知过程，认知影响行动，行动的达成又往往取决于动机，为此，经常加班的人认为自己在工作过程中情绪消耗过度，不愿付出更多，进而对工作感到疲惫和厌倦。也就是说，由于工作性质的特殊性和

---

① 辛自强. 社会治理中的心理学问题 [J]. 心理科学进展，2018（1）：1-13.

② 向红. 化解基层公务员职业枯竭的心理资本开发机制 [J]. 领导科学，2018（26）：53-55.

工作内容的复杂性，一些基层干部作为"公共人"的角色和作为"公民"的角色发生冲突的可能性更大，如果该冲突不被及时、妥善地处理，压力就会产生，职业倦怠问题就会随之而来①。

习近平总书记在十九大报告中明确指出，全党同志要"不忘初心，牢记使命，高举中国特色社会主义伟大旗帜，决胜全面建成小康社会，夺取新时代中国特色社会主义伟大胜利，为实现中华民族伟大复兴的中国梦不懈奋斗"。为了达到这样的宏伟目标，全党同志还有很多工作要做，任务艰巨，责任重大。很多干部由于繁重的工作任务，经常加班，作息时间不规律，身体机能经常处于透支状态，感觉非常疲劳，久而久之形成倦怠。

（二）焦虑心理

焦虑是指一种缺乏明显客观原因的内心不安或无根据的恐惧，预期即将面临不良处境的一种紧张心理，表现为持续性精神紧张（紧张、担忧、不安全感）或发作性惊恐状态（运动性不安、小动作增多、坐卧不宁或激动哭泣），常伴有自主神经功能失调表现（口干、胸闷、心悸、出冷汗、双手震颤、厌食等）。焦虑又分为病理性焦虑和现实性焦虑两种。

1. 现实性焦虑与病理性焦虑

现实性焦虑所表现的是对现实的潜在挑战或威胁的一种情绪反应，而且这种情绪反应是与现实威胁的事实相适应的，是一个人在面临其不能控制的事件或情景时的一般反应。特点是焦虑的强度与现实的威胁程度相一致，并随现实威胁的消失而消失，因而具有适应性意义。它有利于个体动员身体的潜能和资源来应对现实的威胁，逐渐达到应对挑战所需要的控制感及有效地解决问题的措施，直到这种现实的威胁得到控制或消除。因此，现实性焦虑是人类适应和解决问题的基本情绪反应，是人类在进化过程中形成的一种适应和应对环境的情绪和行为反应方式。

病理性焦虑是指持续的无具体原因地感到紧张不安，或无现实依据地

---

① 谢治菊. 十八大以来基层公务员心态变化及调适 [J]. 中共福建省委党校学报，2018（5）：41–48.

预感到灾难、威胁或大祸临头，伴有明显的自主神经功能紊乱及运动性不安，常常伴随主观痛苦感或社会功能受损。

以上概念包括了以下基本特点：

①焦虑情绪的强度并无现实的基础或与现实的威胁明显不相称；

②焦虑导致精神痛苦和自我效能的下降，因此是一种非适应性的；

③焦虑是相对持久的，并不随客观问题的解决而消失，常常与人格特征有关；

④表现自主神经系统症状为特征的紧张情绪状态，包括胸部不适、心悸、气短等；

⑤预感到灾难或不幸的痛苦体验；

⑥对预感到的威胁异常痛苦和害怕并感到缺乏应对的能力，甚至现实的适应因此而受影响。

病理性焦虑具有以下几种临床表现：

（1）惊恐障碍

惊恐障碍的症状特点是自发出现的，反复发生的，难以预料的急性焦虑发作，伴有明显的濒死感。典型的惊恐发作的临床症状有：

首次发作常常是突然地、自发地出现。典型的惊恐发作的精神体验有三种表现：

①濒死感：常常为惊恐发作的特征症状。患者突然产生胸闷、胸部压迫感、窒息感，不能自主呼吸的恐惧紧张感，甚至感到死亡将至而呼喊，常常不由自主地奔向窗户，推开门窗，让空气进入胸腔。

②失去控制感：有的表现为极度的精神紧张，有即将失去控制的焦虑或将变得疯狂的恐惧。

③精神崩溃感：部分患者体验到无法控制的精神崩溃的来临。

无论是哪一种体验，有过这种发作的患者都对再次发作有极度的恐惧和焦虑。

惊恐发作的躯体症状主要表现为交感神经过度兴奋的症状，常见临床表现包括：

循环系统：心跳加快、心悸、心慌出汗；

呼吸系统：胸部压迫感、气短、胸痛不适、喉部堵塞感；

消化系统：恶心呕吐、腹胀、腹泻、腹痛；

神经系统：身体飘浮感、眩晕、发热或发冷感、麻木、皮肤刺痛感、震颤；

其他：人格解体或现实解体的感觉等。

本病常突然发作，10~30分钟症状迅速达到高峰，持续时间短暂，突然终止。发作极少超过1小时。

（2）广泛性焦虑障碍

广泛性焦虑是以慢性地、弥散性地对一些生活情景的不现实的过度担心紧张为特征。常表现为持续性精神紧张，伴有头晕、胸闷、心悸、呼吸困难、口干、尿频、尿急、出汗、震颤及运动性不安等。但并非由实际的威胁或危险所引起，其紧张的程度与现实事件不相称。

临床表现主要有三组症状：精神性焦虑、躯体性焦虑和运动性不安。

①精神性焦虑

表现为对日常琐事的过度和持久的不安、担心。焦虑的痛苦在精神上体验为对一些指向未来的或不确定的事件过度担心、害怕，或担心灾难、意外或不可控制的事件发生，如担心家人患病、小孩发生意外、工作上的失误、很小的经济问题、人际关系等，又称为预期性焦虑，内容可以变化不定。精神焦虑可同时伴有睡眠的改变、失眠、多梦、注意力集中困难、工作效率下降、易激惹、烦躁不安等。

②躯体性焦虑

躯体性焦虑或植物性焦虑主要表现为自主神经功能异常，患者可表现为手心出汗、恶心、心慌、心率加快、口干、咽部不适、异物感、腹泻、多汗等；泌尿生殖系统症状有尿频、尿急、勃起不能、性欲冷淡；神经系统症状有耳鸣、视物模糊、周身不适、刺痛感、头晕及"晕厥"感。

③神经、肌肉及运动性不安症状

运动方面的症状表现为烦躁不安、肌肉震颤、身体发抖、坐立不安、无目的活动增多、易激惹、发怒、行为的控制力减弱等。焦虑病人的外观可见到表情紧张、痛苦、双眉紧锁、姿势僵硬不自然，可伴有震颤。皮肤苍白，多汗。小动作增多，不能静坐，往返徘徊。个别病人有口吃，或原有口吃加重。肌肉紧张症状表现为头挤压性疼痛、以额枕为主，肩腰背疼痛、僵硬感、动作困难。睡眠障碍常以入睡困难为主，上床后忧虑重重辗转反侧，无法入睡，可有噩梦、大汗、恐惧。次日起床后头脑昏沉。

压力大、工作难，这是访谈各地乡镇干部时，他们谈到的最大感受。俗话说，"上面千条线，下面一根针"。各个部门的工作，只要行政命令一下，最后都要压到乡镇，各种指标接连压过来，使乡镇干部穷于应付。另外，由于全面从严治党政策的实施，干部时时刻刻都处于监督之下，就担心被人抓住错处。在巨大的压力面前，一些干部容易出现系列焦虑症状，总是感觉自己面临着不明确的威胁，情绪紧张、坐立不安、烦躁、易激惹等。

（三）抑郁心理

几乎所有人都会不时地感到情绪低落，有时甚至会无缘由地消沉，伤感可能说来就来，但随着环境的改变，悲伤的感觉总会慢慢淡去，这种情况并不意味着我们得了抑郁症，这只是一种抑郁的情绪。

抑郁情绪是一种正常的、与生俱来的情感反应。当前社会竞争日益激烈，几乎每个人都在超负荷运转，很容易产生不同程度的抑郁情绪，这是一种很常见的情感成分。当人们遇到精神压力、生活挫折、痛苦境遇、生老病死、天灾人祸等情况时，理所当然会产生抑郁情绪，几乎每个人都有情绪低落的时候。

然而在临床上，抑郁症是一种精神障碍，有患者形容自己的感官像被隔了一层东西，有时可能会没有缘由地出现程度比较严重的消沉情绪（如悲恸欲绝、自卑抑郁、悲观厌世），无法靠人的意志而改变，至少会持续两周的时间，甚至产生一些行为或精神上的剧烈反应（如自杀、幻觉、妄想），并且会严重影响患者的工作、生活、情感等。

1. 轻度抑郁症状

不论轻重如何，抑郁的必要特征是心情低落，没有心情低落便不能称为抑郁。作为精神病理状态，抑郁的程度必须达到使心理功能下降或社会功能受损害，否则心情低落便不能诊断为抑郁症。当然，持续时间长短也是抑郁症诊断的一个必要条件，通常，至少持续两周以上才够诊断标准。

抑郁主要有六个方面的表现：

（1）兴趣减退甚至丧失。业余爱好广泛的人，一旦患抑郁症，这一点很容易被周围人察觉。但是，即使并无任何业余爱好，如果日常工作、生活享受和天伦之乐等都一概提不起兴趣，体会不到快乐，就可能有兴趣明显减退或丧失。

（2）无望感。患者感到个人的一切都很糟糕，前途暗淡无光，一切毫无希望。与此相反，正常人对未来抱有希望，如学业有进步，事业有成就，家人健康长寿等；也经常有各种小愿望，如攒钱买件心仪的商品，欣赏一场优美的音乐，周末全家外出游玩等。对未来丧失希望是抑郁症的一种表现。

（3）无助感。这种感觉很痛苦，尤其是患者难以表达。不少患者不愿就医，他们认为医生爱莫能助，因为他感到与所有其他人都不一样，似乎已经离开了人世间，掉进了深山的谷底，一切已无可挽回，谁也救不了了。患者感到度日如年，异样地孤寂、与人有疏远感。

（4）自我评价下降。患者感到自己实际上什么本事也没有，任何事也干不了，是十足的废物。至少，患者感到知识能力已大不如前。一部分患者有深深的内疚甚至罪恶感。

（5）活力丧失。患者感到他整个人已经垮了、崩塌了、散架了。他很明确主要不是身体没有力气，而是精神上丧失了动力，做什么（包括自理生活）都需别人催促或推他一把，否则就根本不想动。不少患者挣扎着想振奋起来，但总是坚持不下去，认为自己成了一摊烂泥扶不起来。

（6）感到生活没有意义。患者不是感到某种生活方式没有意义，而是感到人生从根本上说没有意义。不仅没有意义，还感觉活着就等于受罪造孽，生不如死，常有自杀念头，甚至实施自杀行为。

2. 抑郁神经症的特点

严格地说，抑郁本身不是神经症性的，因为它并不包含心理冲突。把轻度抑郁和神经症抑郁等同视之是不正确的。抑郁神经症应该理解为心情低落伴随尖锐而持久的心理冲突，甚至可以说，沮丧和无能为力感正是长期心理冲突的结果。所以，轻度抑郁症和抑郁神经症的不同在于轻度抑郁症持久的变形冲突。

在症状上，抑郁神经症在情绪低落的背景上有持续存在的心理冲突。表现出明显的神经症性症状，例如，既自卑又怨天尤人；既承认自己追求的目标或标准太高，又不屑于脚踏实地地做日常工作；自怜、疑病诉苦；责怪别人等。而且，这些症状不是由于器质性病变、酒精和药物等物质滥用造成的。在人格上，病前大多有人格缺陷，表现为缺乏自信和自尊，对人过分依赖和自我强求，容易心情不良，是所谓的抑郁人格者。抑郁神经症大多呈慢性病程，病程至少持续两年，甚至多年不愈。

但是，从抑郁自杀的个案分析来看，这些干部的抑郁症现象又多属于"非典型性"抑郁症，即隐性抑郁。主要表现为以下几种。

微笑型抑郁症。这类干部表面有说有笑，甚至给人以开朗、热情的情绪假象，但事实上他们内心深处却常感压抑与忧愁。他们的微笑其实不是发自内心深处的真实感受，而是出于"工作需要""面子需要""礼节需要""尊严和责任的需要"等而伪装出来的。这类干部可能白天还有说有笑，晚上就突然自杀，让人感到非常突然和难以置信。

激越型抑郁症。现实中，这类干部可能会变得一改往日耐心、平和、友善的风格，变得容易动怒，甚至因为一点小事而大发雷霆，让人觉得很强势和不可理喻。其实，容易被激惹和动怒是一种痛苦和压抑的释放，有时是一种内心渴望寻求帮助的信号，其本质仍然是情绪低落、难以自持，折射出对现实的不满以及渴望摆脱的心态，有时也是一种对抑郁情绪的掩饰。

疑病型抑郁症。这是一组与躯体感受密切关联的现象，出现这种情况的干部长期遭受肌肉酸痛、头痛、背痛、胃痛、胸闷心慌、神经衰弱以及睡眠等问题的困扰，但通过医学手段又检查不出器质性病变。这实际上是在不自觉地设法用肉身的痛苦来代替精神的痛苦，希望借此吸引家人、朋友、同事或医生的关注，是内心压抑和痛苦的外显表达。

上述三种抑郁症均未表现出显著而持久的心境低落，与一般意义上的抑郁症相去甚远，因此在干部自杀前，可能并未被身边的领导和同事觉察到，有的甚至连家人都未觉察到。前文所提到的干部本身的自控力强是导致他们隐性抑郁的重要原因，为了面子、形象和自身发展，他们在尽最大努力压抑和掩饰内心的痛苦、无助和绝望，直到最后崩溃式地爆发，选择将死亡作为解脱自己的方式。

据中央国家机关职工心理健康咨询中心的统计数据显示，2009 年至 2016 年间，全国共有 243 名干部自杀，其中约半数被明确诊断为抑郁症。对于看起来"风光无限"的干部突然因抑郁症自杀，很多人或表示难以相信，或觉得不可理解，或认为另有隐情。但是从精神学的角度来看，自杀本身作为一种异常行为，70% 左右都是由于抑郁症或其他精神障碍引发的。因此，干部自杀不仅仅是一个社会现象，也应该是一个值得关注的心理现象。从心理学的角度深入剖析干部的抑郁症现象，不仅是尊重事实和维护干部队伍形象与公信力的需要，也是为在干部队伍中开展心理预防和干预工作提供方向性参考。

（四）恐惧心理

恐惧是指人们在面临某种危险情境，企图摆脱而又无能为力时所产生的担惊受怕的一种强烈压抑情绪体验。恐惧心理就是平常所说的"害怕"。

恐惧心理的产生与过去的心理感受和亲身体验有关。俗话说"一朝被蛇咬，十年怕井绳"。有的人在过去受过某种刺激，大脑中形成了一个兴奋点，当再遇到同样的情景时，过去的以经验被唤起，就会产生恐惧感。恐惧心理还与人的性格有关，一般从小就胆小、害羞、内向、孤独的人，易产生恐惧感。

恐惧症的行为表现：

社交恐惧症：表现为害怕在有人的场合或被人注意的场合出现表情尴尬、发抖、脸红、出汗、手足无措或行为笨拙，怕引起别人的注意。因此回避诱发焦虑的社交场景，不敢在餐馆与别人对坐吃饭，害怕与人近距离相处，尤其回避与别人谈话。赤面恐惧是较常见的一种，只要在公共场合就感到害羞脸红、局促不安、尴尬、笨拙、迟钝，怕成为人们耻笑的对象。有的患者害怕看别人的眼睛，怕跟别人的视线相遇，称为对视恐惧。

特定的恐惧症：儿童时期多发。典型的特定恐惧是害怕动物（如蜘蛛、蛇）、自然环境（如风暴、闪电）、血、注射或高度特定的情境（如高处、密闭空间、飞行），患者会因此而产生回避行为。

场所恐惧症：不仅害怕开放的空间，而且担心在人群聚集的地方难以很快离去，或无法求援而感到焦虑。场所恐惧性情境的关键特征是没有即刻可用的出口，因此患者常回避这些情境，或需要家人、亲友陪同。若不及时治疗，随着时间推延，病情逐渐加重，症状泛化，对上述任何场所、环境都产生包围感和威胁性恐惧心理，伴随严重的回避行为，严重者自我封闭在家，整天不能外出。

其实，恐惧是正常的，没有恐惧则是不正常的，不合逻辑的恐惧则是病。

（五）强迫心理

强迫症是一种"流行病"，常常有人自嘲"我有强迫症"。

我有时候会怀疑车门关好没有，总要检查几遍才放心，这是不是强迫症呢？

我孩子走路碰到地上的树叶总要去踩一下，这是不是强迫呢？

我老婆洗碗总是洗两三遍才觉得干净，是不是强迫呢？

甚至有孩子在问我：老师总是让我们在做完卷子后多检查几遍，这不是让我们变成强迫症吗？

什么是强迫症？强迫症都有哪些表现？

强迫症，顾名思义，强迫是关键词。即一个人总觉得自己的一些行为、一些思维是被强迫的，因此常常伴随着反强迫。强迫症的症状有三个不可或缺的特征：一是强迫，患者体验到的思想或内在驱使是他自己的，即他有自己强迫自己的体验；二是反强迫，对强迫加以有意识的抵抗，强迫与反强迫一般是同时出现的；三是有自知力，即患者通常感到这些症状是不对的，希望能够消除症状。

强迫症的症状主要包括强迫思维和强迫行为。强迫思维主要指的是反复出现的，非我所愿的，带来担心和痛苦的想法、冲动、意向、画面等。强迫行为主要是继发于强迫思维而采取的一系列行动。通常这些行动会让强迫思维导致的担心和压力暂时缓解。但强迫思维很快又会卷土重来，如此反复。

进一步细分：

强迫性怀疑：对自己反复怀疑，如自己刚刚说过的话，或者做过的事情，反复怀疑自己到底是不是真的说了或者做了。如"我刚刚锁门了吗？""我把水龙头关了吗？""我把燃气灶关了吗？""我刚刚告诉他我的决定了吗？"等等。在强迫性怀疑之后，通常会继发强迫性检查，如检查门锁，反复多次；检查水龙头，反复多次；检查燃气灶，反复多次；反复与别人（通常是自己的家属）确认，自己刚刚是不是说了那句话？

强迫性穷思竭虑：对某些事情明知没有必要，但又非想不可，又认为自己这样做完全没有必要，完全是在浪费时间，所以极力地想要控制自己不要去想。但这种控制往往难以得逞，如"为什么1加1等于2而不等于3？""太阳为什么是黄色，而不是其他颜色？""为什么要用嘴吃饭而不是鼻子？"

强迫对立：每出现一个观念，马上就会出现跟它完全对立的另外一个观念。例如听说某人去世，心想他真不幸，但马上就会出现"他该死"的想法。想到"战争"，立马冒出"和平"；想到"帅哥"，立马冒出"美女"；想到"上天"，立马冒出"下地"。

强迫表象：这是一种生动鲜明的表象。出现的表象通常是令病人难堪或厌恶的。如头脑中反复出现一个令人恶心的或肮脏的场景，如电影中的某个血腥场景，或路边残疾的乞丐、店里的花圈等，挥之不去。自己也不知道为什么会一直想到这些内容，但就是无法控制地反复出现这些画面。也可产生继发的强迫行为，如为了对抗挥之不去的花圈画面，反复背诵道德箴言，或通过计数和默念无关词句，或其他的仪式化行为。如出现画面之后，摇头一下，就会消失；再出现，再摇头；再出现，再摇头。长此以往，摇头可能不管用，需要再加上跺脚，即先摇头后跺脚。再往后可能发展出一套仪式化的东西，还必须遵从固定的顺序完成，一旦中间的某个步骤出错，必须要从头再来。

强迫恐惧（或强迫担心）：没有任何原因地害怕自己会发疯、会失去控制，害怕自己会做出伤天害理的事情。与强迫意向不同的是，患者并没有马上要做出行动的内在驱使。患者通常觉得自己完全没有必要这样担心害怕，但就是要这样反复担心害怕。也可表现为反复担心自己受到细菌、病毒的污染或侵袭，以至于继发产生强迫动作：反复清洗。有人一洗澡就洗一两个小时，甚至三四个小时。有人一天到晚光洗手就能洗数十次甚至上百次。有人甚至整天举着两只手，不愿碰别人，也不愿让别人碰他，什么东西也不敢碰，害怕被污染。有的患者因为反复洗手，导致手部皮肤明显变薄，表皮都被洗掉了……

强迫意向：患者感到一种强大的内在力量驱使自己马上要做出一些行动，常常与攻击有关，但实际上通常不直接转化为行动。想要做的冲动可以是无关紧要的小动作，但也可以是拿刀砍人、猥亵、强奸等严重行为。患者害怕自己会失控，如害怕自己对亲密的人造成伤害，内心备受煎熬，感到强烈的不安。有的患者因此主动就医，要求把他锁起来，或者要求他的强迫对象远离他。再比如，走到高处就想往下跳，与爱人在河边散步想把她推下去，等等。

强迫性缓慢：患者的举止动作是异常缓慢的，具有明显的仪式化特征。如刷牙可刷一个多小时，从厕所走到卧室可能要花半个小时，一站就站上两三个小时。患者通常会承认他在思考动作步骤的精确性，以及每一步是否正确是否恰当，而且能够用点头、摇头等肢体语言与其他人进行沟通。

说了这么多，大家可能都对号入座了，觉得自己肯定有强迫症了。其实，强迫症是有一定诊断标准的：

第一，存在强迫思维或强迫行为，或两者都有；

第二，以上症状是耗时的，每天至少 1 小时；

第三，导致严重的痛苦，或对日常生活、工作、学习造成严重影响；

第四，症状不是由其他躯体疾病、毒品或药物使用或其他精神障碍所致。

只有满足以上四条，才能诊断为强迫症。我们多数人都会有这样的经历，有时候怀疑家门没锁好，于是倒回来检查一下；有时候担心水龙头是不是忘了关了，检查一下；有时候可能会检查 2~3 次。这些行为是生活中可能出现的，人们通常检查过后便不再多想，更不会影响到日常工作和生活。所以这些并不是强迫症。

其他在儿童中常见的行为，如上下楼梯时必须用手在扶手上擦过，走路时踩方砖的中间或者避免踩到砖缝，遇到电线杆或者树就要用手摸一下，这些通常可视做游戏行为。一般来说，从重复中感到愉快和满意的活动均不是强迫症。

强迫症患者通常具有以下人格特征：过于理想主义、过分注重琐事、过分关注细节、过分认真、过分控制、过于严肃死板、过于追求秩序、过于整洁干净、严格遵守各种规则制度、缺乏安全感等。如果父母具有以上人格特征的话，孩子也容易受到影响。

强迫症患者是极其痛苦的，浪费了大量的时间在无意义的事情上，对自己的生活和工作学习造成极大的影响。同时，对强迫症的家属也会造成极大的影响。如反复询问家属以求确认，有时不仅强迫自己，也会强迫家属按照他的规章行事。

⬤ 心理知识链接

一般心理问题与严重心理问题的区分

表3 一般心理问题和严重心理问题的区分

	一般心理问题	严重心理问题
情绪反应强度	由现实生活、工作压力等因素而产生内心冲突引起的不良情绪反应，有现实意义且带有明显的道德色彩。	是较强烈的、对个体威胁较大的现实刺激引起心理障碍，体验着痛苦情绪。
情绪体验持续时间	求助者的情绪体验时间不间断地持续1个月或者间断地持续2个月。	情绪体验超过2个月，未超过半年，不能自行化解。
行为受理智控制程度	不良情绪反应在理智控制下，不失常态，基本维持正常生活、社会交往，但效率下降，没有对社会功能造成影响。	遭受的刺激越大，反应越强烈。多数情况下，会短暂失去理智控制，难以解脱，对工作、学习、生活和社会交往有一定程度影响。
泛化程度	情绪反映的内容对象没有泛化。	情绪反映的内容对象被泛化。

如何判断心理疾病与精神病？

首先需要知道严重心理问题和精神病的区别，若是属于精神病范畴，需要由具有处方权的心理医生或精神科医生提供专门的治疗，特别是药物治疗。在心理学界与精神病学界有普遍公认的判断病与非病三原则：第一，是否出现了幻觉（如幻听、幻视等）或妄想；第二，自我认知是否出现问题，能否或是否愿意接受心理或精神治疗；第三，情感与认知是否倒错混乱，知、情、意是否统一，由此社会功能是否受到严重损害（行为情绪是否已经严重脱离理智控制）。重点在于对幻觉妄想与情感是否倒错混乱两个方面，对于是否有自我认知的判断应是在这两个重要判断基础之上。

三、心理问题原因分析

干部心理问题主要来源于心理压力的产生。压力是指个体感知到的自身生理、情绪及精神受到威胁时的体验，以及由此所导致的一系列生理性反应及适应。压力的产生离不开压力源，具有威胁的事件、情境、环境和刺激等，都被称作压力源。压力源可以分为三类：生物生态层面、精神心理层面和社会层面。具体到当前形势下，我国各级干部的压力源主要涉及以下方面。

（一）工作要求高

干部肩负"发展与责任"双重担子的压力。整个社会处在快速发展阶段，各行各业都有发展指标，经济效益、社会效益、就业率、财政增长率、生态保护、招商引资、脱贫攻坚、乡村振兴等经常要考核名次，干部升迁与实绩挂钩，增加了干部发展担子的压力。而干部问责制、一票否决制，如脱贫攻坚、环境污染、生产安全、突发事件、社会治安、群众上访等，只要一个方面出现问题，就要承担责任。因此，一些干部感到工作压力非常大，如果心理素质再不好，就容易身心不安，患心理疾病。

（二）个体资源有待加强

个体资源有待加强是心理压力产生的直接原因。个体资源指的是个人面对压力时所拥有的能力和品质，包括认知能力、个性特征、意志品质和工作技能等。归根结底，心理压力的产生是因为个体资源不足，内心不够强大。当个人具备足够资源来应对眼前事件时，压力就难以形成，即使形成也能较快化解。

1. 事件应对能力

在现实中，我们经常看到，面对同样的工作，同样的压力事件，有的干部可能会感到焦虑、无所适从，而有的干部却能从容应对、妥善处理。究其原因，主要在于他们应对事件的能力不同。当一个人具备良好素质、各方面能力都较强时，就具备了应对压力事件的能力，压力事件在他那里就不一定构成压力源。心理学家认为"工作要求和个体把控工作的能力之间是否匹配决定了工作压力的大小"。如果工作要求很高，个人能力不太匹配，即工作的控制力小，无法有效解决生活和工作中必须解决的各种事件时，个体就容易感到焦虑，处于一种高压状态。所以，在心理压力的生成逻辑过程中，是否具备应对压力事件的能力是干部心理压力产生的最直接和最根本的因素。

2. 心理承受能力

心理承受能力，即通常所说的心理抗压能力，是指个人在遭遇压力事件时，能否经得起事件应对不良带来的打击和挫折，能否摆脱和破解困境，使自己避免心理与行为失常的一种耐受力。不论在工作中还是在生活中，压力无处不在，要想寻找一个没有压力源的环境是不现实的，这就要求干部具备良好的心理抗压能力。一个拥有较高压力承受力的人，在面对同样的压力源时，会感觉到较小压力；反之，则可能感觉到巨大压力。现实中，在压力和挫折排解能力方面，有的没有较好的方法，遇到挫折只是一味被动消极承受，不能采取措施积极应对；有的甚至承受不了压力所带来的焦虑、紧张，从而自暴自弃；有的面对一些小困难都可能无限放大，承受不了这些事件所带来的不如意，从心理学上来讲，其实这也是一种人格不健全的表现。

（三）认知评价模糊

认知评价模糊是心理压力产生的内在原因。认知评价是指个体对其工作或生活中有害的、危险的或具有挑战性的事件的解释，以及他们是否认识到用于应对事件所必需的资源。心理压力的产生，很多时候并不是压力事件本身造成的，而是个体对这些事件的认知以及对自我的认知发生偏差所造成的。

1. 对事件的认知评价

心理压力的交互作用模型认为，压力的产生是环境刺激与个体对环境可能产生的威胁的评价两者结合的结果。人们对于正在经历的事件的最初认知评价，往往会根据已经建构起来的知识和经验体系进行认知加工。但受世界观、人生观和价值观影响，以及先天的局限性和后天种种现实问题，这种知识和经验结构体系往往带有片面化、绝对化、扩大化和表面化等倾向，不能客观反映真实情况，具有较强的不可靠性，甚至会出现错误，出现"一朝被蛇咬,十年怕井绳"现象。很多时候,人们对事物的认知评价,还受自我的思维、性格、心理状态影响,容易做出有偏差的认知。比如,一个充满负能量、有心理阴影的人看任何事物都可能存在压力,甚至陷入"心理泥潭"不能自拔。

2. 对自我的认知评价

对自我正确的认知评价最重要的是不能忘记自己是谁、从哪里来、要到哪里去。但很多时候,有的干部并没有很好地认准这三个问题,不知道自己是谁,不清楚自己的人生目标,不清楚自己的能量资源,从而给自己设定过高的社会期望。当一个人能力不足而又期望过高的时候,其压力不言而喻。拥有远大的理想没有错,但是我们的理想和目标一定要建立在对自我正确认知的基础之上。俗话说,不愿当将军的士兵不是好士兵。但是,并不是每个人都有能力当将军,也不是每个人都适合当将军。如果岗位不适合自己,心理压力就容易产生。自我认知评价过高,目标太远大,期望值太高,理想难以实现,是当前一些干部心理压力较大的重要原因之一。

3. 对现实的认知评价

我们经常会看到这样一种奇怪现象:工作中遇到相同的难题,有些干部能力强,也能较好地解决和应对这类事件,但他们仍然会感受到压力;而另外一些干部能力一般,甚至不能有效处理好这些事件,但是他们似乎并未感受到多大压力。究其原因,这跟他们对待现实的态度有关。心理压力大也是一个人责任心和事业心的重要体现。一个对党和国家事业不忠诚、对人民利益不负责任的干部,与一个尽心尽责于国家和人民事业的干部相比,其压力感显然不同。有些干部对于工作做得好与不好持无所谓的态度,对周围的评价满不在乎,在这种认知态度下,他们往往不会有压力;但有些干部特别在意工作的表现和成就,在意上级领导和群众对他们的看法,他们会非常在意工作的完成情况,追求完美,即使出现轻微的差错,也会感受到巨大的压力。总而言之,那些非常在乎事件结果、追求完美的人,往往比那些对事件结果不太在意的人压力要大。

（四）社会支持匮乏

社会支持匮乏是干部心理压力产生的外在原因。俗话说，"造成心理痛苦的最大结合物莫过于同时既是单身，又贫穷孤独，并且还担负着赡养父母的责任"。一个人在面对挫折与困难时，外界支持力量的大小对该个体的压力感受有着重要影响。社会支持作为一种抵抗压力的资源通常发挥着极其重要的作用，可以弱化压力事件的影响，使有害的或者有威胁的事件看上去不那么严重，或者当压力产生时提供有价值的资源用于阻止压力。

1. 组织环境

每一个人都生活在特定的组织或群体当中，组织或群体的文化氛围和制度设计直接影响个人的心理压力状况。如果组织文化和工作环境很好，并且拥有人性化的制度设计，领导平易近人，同事关系融洽，就容易减轻和缓解压力。如果组织的制度设计要求非常严格，不容许工作有任何失误，长期在这样一种组织环境中工作，会给个人造成巨大心理压力。组织的人文关怀状况也影响干部的心理压力。一个只关注工作成绩而不关心员工生活状况的组织，其员工心理压力也会明显偏大。

2. 社会支持系统

美国健康心理学家 Kelly McGonigal 就"压力"进行了一系列的心理学实验，研究发现：人体内有一套天然的舒缓压力的机制，而与人互动，就是激活它的一把钥匙。当我们面临压力的时候，身体在释放压力激素的同时，也会释放少量催产素，催产素在心理圈常被称作"爱的荷尔蒙"。但在压力管理方面，它具有两方面作用：一是可以微调我们的社交本能，增强我们的同理心，让承受压力的人更倾向于与人接近而非独自面对；二是具有一定的消炎功能，可以减少人体内肾上腺酮等压力激素的水平，能够帮助血管在面对压力的时候维持放松状态，降低血压，治疗因压力而受损的心细胞，使心脏更加强壮。最让人惊喜的发现是，催产素所带来的各种生理益处，都可以借由社交接触或社会支持来强化。因此，当我们在面对压力的情况下去与人接触，不论是想要寻求帮助或是去帮助他人，我们的身体都会释放出更多的催产素，而催产素会引导抗压机制的反应变得更健康，让我们可以更快从压力中解放。这表明我们体内有一个有助于舒缓压力的内建机制，即与他人互动。

对于干部而言，其社会支持系统主要包括家人、同事、朋友、群众等。如果干部在平常的工作和生活中能够得到家人的理解和支持，能够得到同事的帮助和鼓励，能够得到群众的拥护和爱戴，显然有利于干部缓解心理压力。但现实中，很多干部得不到家人的支持，一方面要承受家人的抱怨，抱怨收入不高，抱怨晋升太慢，抱怨没有时间陪伴等；另一方面要面对自己的内疚感，觉得对不起家人。同时，面对生活中的巨大压力和各项规章制度的约束，他们有时难以得到朋友的理解，也无法得到朋友情感上的支持和物质上的帮助，心理压力自然会增大[1]。

四、心理调适方法

2013 年，习近平总书记在全国组织工作会议上提出了"信念坚定、为民服务、勤政务实、敢于担当、清正廉洁"的 20 字好干部标准，赋予了好干部新的时代内涵，是新时期干部的实践准则和奋斗方向。身为一名干部，要具备多方面的素质，良好的心理素质必不可少，心理健康与心理调适能力就显得尤为重要。

（一）提升心理健康意识

情绪劳动作为一个现实普遍存在，需要注意的是，一些干部可能并没有意识到这种劳动形式的挑战，或者即便正在经历情绪劳动的困扰却不知如何是好。即对自身心理状态缺乏觉察，不知道或不愿意承认自己因情绪资源透支过度而出现心理困扰。从目前的状况看，由于对心理健康的认识不足或不当，在干部群体中不同程度地存在"病耻感"和"病忧感"，即觉得心理健康出问题是一种耻辱以及担心因为"心理有病"而不被信任或

---

① 徐文锦. 干部心理压力的生成逻辑探析 [J]. 领导科学，2018 年 3 月下：39-41.

影响到未来的升迁。鉴于此，应该关注和重视干部的心理健康问题，围绕干部工作的特异性，加强心理健康知识的科普，引导干部正确认识心理健康，正确看待在现实挑战下心理状态波动的必然性，增强根据情绪、睡眠、饮食等的变化及时、准确进行心理健康自我评估的意识和能力。

（二）增强心理调节能力

结合干部情绪劳动的特点，充分关注其对心理调节的高私密性需求，以强化自我心理调节为重点，开展系统性的心理服务。具体包括：为干部提供专业、实用的心理健康评估工具，尤其是情绪健康度测评、压力与个性关系评估等方面的心理评估，帮助提升自我认知；向干部传授抑郁、焦虑等常见心理行为问题的识别方法以及释放情绪、舒缓压力、改善睡眠等方面的心理调节方法，帮助干部在日常生活中能够及时化解心理困扰，降低心理风险；定制开发心理健康自助服务系统，满足干部在心理调节方面的个性化、私密性以及便捷度的需求，通过在线平台，即时提供实用心理调节服务，让他们在自主调节效果不佳时可以通过在线系统实现辅助调节。

（三）建立心理危机干预体系

抑郁自杀悲剧之所以会发生，还有一个很重要的原因是心理危机干预机制的不健全。当干部感觉深陷心理困扰无法自拔时，都或多或少有寻求帮助的意愿。遗憾的是，由于心理健康工作模式的不健全，当他们想要求助时，却获取不到匹配的服务。因此，需要探索建立干部心理危机干预工作体系。借鉴"中央国家机关职工心理咨询热线"的操作经验，依托第三方专业的心理科研和服务机构，进一步扩大心理咨询与心理危机干预工作的覆盖面，保证心理服务的专业性、保密性以及可获得性。

（四）改善心理工作环境

心理工作环境，指的是个体在工作中感受到的各种心理和社会因素的影响。干部由情绪劳动诱发抑郁现象的发生，与心理工作环境不佳有紧密关系。针对干部工作的现实特点，可以从以下几个方面入手改善干部的心理工作环境：一是建立岗位胜任力建设机制，开展针对性的教育培训，提升干部胜任工作所需的知识、技能，尤其是沟通协调能力以及突发性、群体性事件应对能力等，增强干部对工作的胜任感。二是建立科学的政绩考核评价机制，包括容错机制，既体现对干部工作的高标准、严要求，又充分考虑干部工作的现实因素，确保考核的科学性，适当降低干部的被考核焦虑，尤其是降低因某些不可控因素的被考核及问责所唤起的持续性焦虑和无助感①。三是建立交互支持与成长机制，促进干部之间的经验交流与传承工作机制，通过搭建平台和建立常态化的交流机制，帮助干部建立一个融经验交流、智慧碰撞、心理支持于一体的工作支持系统，在推动核心工作的关键时期，借助此机制为干部提供心理支撑②。四是建立落实带薪休假和强制休假制度，确保干部能够通过休息从长时间或较大的压力当中及时舒缓和松弛下来，并且能够有时间陪伴家人和照顾家庭，降低因工作生活难以兼顾所导致的心理冲突。

---

① 张庆满. 干部心理调适初探 [J]. 中国井冈山干部学院学报，2009，2（3）：91-95.
② 李朝波. 情绪劳动视角下干部抑郁现象分析 [J]. 中国党政干部论坛，2017（12）.

第二部分 工作篇

精神健康的人，

总是努力地工作及爱人。

只要能做到这两件事，

其他的事就没有什么困难。

——西格蒙德·弗洛伊德（Sigmund Freud）

背景知识

干部工作辛苦不辛苦？看看80后"老干部"。2018年11月，云南大姚县的一位80后干部李忠凯成了"网红"，因为他刚38岁，却已头发花白，皱纹明显……网友们不禁感叹公务员的工作压力大，职位越高，压力越大，身心健康水平相对较低。这是因为他们担负的工作，任务重、责任大，工作压力相对较大。这些干部，很多身处"心理亚健康"状态。在单位和社会整体绩效提高的同时，其个体的心理健康包袱却越来越重，影响了工作和生活。

（一）常见的工作压力

在工作中，如果感到压力过大，而自己不说出来或者一味地喊"压力大"，是不能解决问题的，只有静下心来，仔细分析压力来自何方才能找到有效的解决途径。归纳发现，干部在工作中常感受到的压力有：

1. 工作内容繁杂

工作繁忙是当前各级干部重要的压力源，具体包括工作物理负荷强度、工作时间长度、工作质量要求、工作自由度、人际关系的复杂程度等。当前，各级干部都有大量的工作任务，每一位干部都感受到了前所未有的压力。他们既要保持经济快速发展，又要守护绿水青山；既要攻坚脱贫，又要征地拆迁；既要振兴乡村，又要提高城镇化水平；既要维护社会稳定，又要确保公平正义。

在调研中，有干部表示常年如此工作，感到身心疲惫。特别是在基层一线的干部，面对群众的办事需求和上级单位布置的繁重工作任务，以及各种考核压力，"上面千条线，下面一根针"，工作内容的复杂程度高，有时候甚至没有人、财、物的及时保障去完成一些工作任务。同时，干部在工作自主性上没有足够的空间，刚性的工作规范和纪律要求使得基层干部在实际工作中倍感压力。如果工作任务明显超出其能力和精力范围，长此以往，容易出现职业枯竭现象，产生心理压力。

2. 能力要求高

干部的工作性质决定了其工作成效不仅关乎个人利益，还影响到整个国家和人民的利益。工作中的任何失误都可能给国家和人民造成巨大损失，这对干部的能力提出了更高要求。新形势、新问题、新常态对干部提出了新考验，在能力上提出了新要求，这已成为干部的另一个重要压力源。新环境下，干部普遍感到新办法不会用，老办法不管用，硬办法不敢用，软办法不顶用，工作上难以适应，容易出现本领恐慌。一是对干部能力素质提出了新要求，不仅需要良好的业务能力，还需要过硬的政治能力。二是要求其必须带好团队。如何带好一个团队，调动大家的工作积极性、主动性和创造性，给部分干部带来巨大压力。三是如何更好地适应上级的工作作风，达到上级的要求，也给一些干部造成较大心理压力。

3. 管理监督严格

自党的十八大以来，党和国家对干部的监督全面加强，部分干部难以适应这种高压态势，从而产生心理压力。首先，监督管理主体多中心、全方位。既有自上而下的组织监督，也有自下而上的群众监督，还有同级之间的相互监督，形成了统一指挥、权威高效的监督体系，这对部分平时自由散漫的干部构成了强大的心理压力。其次，监督管理范围全覆盖、无死角。当前，不仅工作上有严格的监督管理，工作外的社交圈、生活圈也受到约束，打牌娱乐、喝酒应酬、言行举止都要注意，监督无处不在、无时不有。最后，监督管理方式全方位、立体式。当前，监督管理方法既运用传统手段，如走访、约谈、考核、举报等，也运用现代高科技手段，如互联网、大数据、人工智能等。干部的一言一行、一举一动始终在群众的"视网"之内，每一位干部都必须心存敬畏、手握戒尺，从而给一些干部带来心理压力。

4. 完美主义情结

有的干部自我要求很高，这种高要求具体到工作和生活中，就是追求工作和生活的完美。一是追求职业生涯的完美。干部大都有自己的职业生涯规划，对未来发展有着详细规划，到什么年龄应该晋升到什么级别、取得什么样的工作成就等。进行职业生涯规划本身没有问题，但公务员的职业晋升受到众多因素影响，很多时候并不可能完全按照理想和意愿去实现。干部工作能力强固然是晋升的重要因素，但能力强未必就能获得提拔重用，为人处世和发展机遇也很重要。如果不能调整好心态，就容易产生心理压力。二是要求他人完美。完美主义者不但对自己要求完美，对他人也要求严格，总是用自己设定的标准去要求下级，而下级很难完全满足他们的标准，就容易带来误解、沮丧等负面情绪。三是追求角色完美。由于特殊的社会角色和工作环境，他们往往无暇顾及家庭、子女，没有时间与父母、爱人、子女沟通交流，甚至出现夫妻关系不和睦、亲子关系紧张等问题，这也容易增加部分干部的心理压力。

5. 问责体制引入

公共权力的行使及其运作，必然要符合公共事务的基本性质及公共治理的一般规律，必须以公共利益为重要核心和基本底线，必须以积极履行公共责任为重要依托和基本标尺。干部作为行使公共权力的主要载体以及公共利益的切实代表，其必须积极有所作为，勇于承担公共责任，努力增进公共利益。不过，随着我国经济社会的快速发展，社会各界和广大人民群众对政府部门尤其是基层政府部门的管理水平和管理能力提出了更高、更全面的要求，他们所承受的公共责任越来越大、越来越重，所面临的难题和挑战也越来越多、越来越紧迫。这种责任及其要求，容易自然而然地顺势转移和直接作用到广大干部身上，从而对其形成一种巨大的心理压力，造成了一些基层干部极度的担忧心理。近些年来，我国的公务员制度改革不断加快推进并持续深化，诸如公开选拔、竞争上岗、末位淘汰、追责问责等制度的建立和实施，使得广大干部面临着随时可能被追责的严峻局面，这无疑会增加他们的工作压力和心理负担。

工作责任越来越大和个人能力相对有限之间的矛盾性和冲突性，是导致干部陷入心理困境之中的一大主要原因。这种"权小责大"的制度压力和心理困境，在广大基层干部身上体现得尤其明显、直接和强烈。基层政府权力的逐步缩小与其责任的不断扩大，致使基层政府的事权、财权等不相匹配，从而使广大基层干部陷入了一种比较尴尬的两难境地，即办事没有钱，不办事失民心。加之一些新闻媒体的片面报道，也让基层干部倍感工作压力大，心理压力由此而生并不断加大。

针对这些压力源，作为领导个人来讲，可以通过以下途径来处理和减缓压力：一是通过工作之余的生活丰富化来减轻过重压力感；二是在心态上主动适应工作状态不断变化的事实，积极未雨绸缪；三是保持积极的工作态度，鼓励自己增强自信；四是加强自我时间管理，按照轻重缓急有条不紊地处理工作与生活事物；五是有意识平衡工作与家庭之间的关系；六是加强身体锻炼，增强身心免疫力。

作为组织，一要积极识别、改变或消除压力源，制定科学合理的评价、激励机制，减少一些不必要的检查、评比、考试，在科学管理的基础上，营造一个相对宽松、自由的环境。组织还要利用节假日经常组织丰富多彩的文体娱乐活动，丰富文化生活，让其情感交流、宣泄渠道畅通。加强心理疏导，提高干部心理自我教育水平和面对过重负担的心理适应能力，学会心理减压。

一、从政心理与从政行为

案例取材：真实人物

案例参考：求是网，http://www.qstheory.cn/llqikan/2018-07/01/c_1123062356.htm，《全心全意为人民服务的典范——周恩来》，2018 年 7 月 1 日。

（一）案例介绍

1949 年中华人民共和国成立后，周恩来任开国总理长达 26 年。在周恩来眼里，"总理"这个职务对他来讲，意味着责任和服务，意味着为人民的幸福努力工作。他始终把自己看成人民的"总服务员"，反复强调"我们的一切工作都是为了人民的"，"我们国家的干部是人民的公仆，应该和群众同甘苦，共命运"，要"永远做人民忠实的勤务员"。周恩来忠实地实践了中国共产党为人民服务的宗旨，成为全心全意为人民服务的典范。

周恩来被人民群众称为"人民的好总理"。他为什么能赢得人民这样的称赞？他为什么能管理好中国这样一个世界上人口最多、国情最为复杂的大国的国务？这既与他的忠诚分不开，也与他的从政理念有关。

1. 保持清正廉洁的生活

用餐上，周总理坚持两菜一汤。不用鱼翅、燕窝之类的高档菜肴，只是普通的鱼、肉、蔬菜等食品，到各省市视察工作仍坚持这种生活方式，唯一的一次在广州用餐，备了三个菜，周总理只吃了两个，剩下一个菜，留作下顿吃，接待人员很受感动。

穿着上，1954 年周总理出席日内瓦会议，做了一双皮鞋，到 1963 年为出访亚非欧 14 个国家，又添置一双皮鞋，直到 1974 年总理因病脚肿，才又做了一双较肥大的皮鞋。1954—1974 年整整 20 年周恩来只穿了两双皮鞋。中山装的袖子磨破了，补个补丁，他照样穿着见外宾。出国访问时，他穿着换了领子和袖口的衬衣出国访问，使大使馆的同志深受教育。

其实周总理不是没有条件吃好一点、穿好一点。总理、邓大姐的工资收入在党的高层领导中是比较高的：周总理月薪 404.80 元，邓大姐月薪 342.70 元，合计 747.50 元。他们把节省下的钱补助他的亲属和有关人员，从 1958 年算起至 1976 年两人收入 16 万多元，补助亲属近 4 万元，补助工作人员及相关人员 1 万多元，占去他们工资的 1/3。再节余下的钱，存够 5000 元，就交党费。周总理身后没有留下任何个人财产，他和邓大姐一生中的全部工资积蓄都交了党费。

2. 严格要求自己，不搞特殊化

周恩来虽身居高位，却从不搞特殊，严于律己。凡要求党员和群众做到的，他自己首先做到。国家的大政方针，周总理都参与制定。很多的规章制度，他是参与制定者，更是严格执行者。例如，规定的自费用药，总理亲嘱我们准时交钱；因私用车按公里交费；看戏买票，进公园交门票钱；当时国家外汇紧缺，总理出国不领按规定可以领取的零用费；外出视察工作主动交伙食费和粮票；反对走后门当兵，他动员已经穿上军装的侄女周秉建，脱下军装回内蒙古继续当牧民；三位工作人员的子女去当兵也被总理劝止。

这些例子都说明周总理在一些生活细节上特别注重影响。我认为他不是为个人，他是处处保持一个共产党员的形象，一个国家领导人的形象，做表率，成为执行各项政策的楷模。他不仅自己这样做，对在他身边工作的同志也是严格要求的。他曾对我说："你们在我这里工作，做事情，要和我这个人联系起来，要和我是总理这个职务联系起来，要和我的工作联系起来，要和六亿人民联系起来。"在他身边工作的同志来自各机关，当要调整职务和级别时，都要和原单位的同志去评比，不能因在总理身边工作就照顾，更不可超前晋职提级。办公室主任童小鹏同志是由统战部调过来的，保持着原副部级，到 1965 年调中办任副主任时仍为副部级，下放到中办干校直至恢复工作还是副部级，他没有因调总理办公室当主任而由副部调为正部。其他秘书也是多年保持原来的处级和局级。

3. 心系人民，和广大群众同甘苦、共命运

周恩来是实践全心全意为人民服务的典范，是无私奉献的人民公仆。哪里有灾情，哪里群众有困难，他就及时出现在哪里。他多次奔赴抗洪前线、地震现场。

1958 年黄河发生特大洪水，郑州黄河大桥被洪水冲垮了，正在上海的周总理立刻中断会议，乘专机赶到郑州，亲临现场冒雨指挥抢修大桥，慰问抢修职工，鼓励群众战胜困难，早日修好大桥。

1966 年 3 月 8 日凌晨，邢台地区突然发生 6.7 级地震。灾情发生后的第二天，周总理就冒着余震的危险，来到震中，视察灾情，慰问灾民。1966 年 3 月 22 日邢台第二次地震，周总理乘直升机一天起降 5 次，全面视察受灾情况，每到一个地方都要向群众讲话，鼓励大家"自力更生，奋发图强，发展生产，重建家园"。那天风沙很大，地方干部请周总理站在背风的位置向群众讲话。周总理发现，群众迎着风，大风吹起地上的土，好多人都用手捂着脸站在那里。他立即一言不发地疾步走向相反的方向。我们这些工作人员和当地干部不知怎么回事，见周总理走了，赶忙跟过去，在场的群众也疑惑不解，目光紧随着周总理的身影，周总理走到人群的正后方才停下来，自己迎着风沙讲话。这时人们才明白，周总理这么做使群众在不知不觉中把身子完全转了过去，背着风听总理讲话。周恩来以自己的无声行动诠释了什么是为人民服务。

周总理对事情想得细致、周到，有些是别人很难想到的。这体现在很多小事上。

逢外国国家元首、政府总理等贵宾来访，我国国家领导人亲赴机场迎接，也组织群众欢迎。遇有下雨天，周总理见群众没打伞，他也不穿雨衣不打伞，与群众同在雨下迎送外宾。但只要任务一结束，他就特地嘱咐工作人员，一定要准备好姜汤，让淋雨的群众多喝姜汤，防止感冒。此时此刻他想着的是群众的健康。

周总理一生忠于的信念就是"为人民服务"。他常说："我们这一辈子和这一个时代的人多付出一点代价，是为后代更好地享受社会主义幸福。"他多次讲干部要"以人民的疾苦为忧"。他说："物质生活方面，我们干部应该知足常乐，要觉得自己的物质待遇够了，甚至于过了，觉得少一点好，人家分给我们的多了就应该居之不安。精神生活方面，我们应该把整个身心放在共产主义事业上，以人民的疾苦为忧，以世界的前途为念。这样，我们的政治责任感就会加强，精神境界就会高尚。"

"全心全意为人民服务"，是周总理一生为之奋斗的出发点和最终归宿。

（二）心理分析

什么是为政？孙中山先生有一个解释："政是众人之事，治就是管理，管理众人之事，就是政治。"所以，我们可以理解"为政"就是与众人相处、管众人之事的学问。那么，评价一个干部主要并不在于他的职务高低和官衔大小，更多的是看其从政的能力与成绩，看其是否为人民群众服务，是否造福百姓。当然，由于社会环境与文化教育的差异，以及个人思想和人生经历的不同，必然会形成干部各自独特的从政心理。

在中国漫长的封建社会里，当官的被称为"大人"，如"知县大人""知府大人"，属下百姓则被称为"小民"。尽管贤明的思想家和官员们深知得民心者得天下的道理，但"小民"从未被放在主人的位置上。与以往的统治者不同，中国共产党是依靠人民、为人民谋幸福的党，政府工作人员是人民的公仆，是全心全意为人民服务的。

1. 从政心理与从政行为

反观现在，有的干部稍有点权力，就自以为了不起，看不起别人，特别是看不起老百姓，喜欢以干部自居，站在群众之上发号施令，沾染上不少不良"官气"。

干部的从政行为与从政心理关系密切。不良的从政心理必然导致错误的从政行为。受到不良的从政心理的影响，有些干部身上出现了违背官德民意、破坏党风法纪的不良行为，这些行为与党和人民利益格格不入，给组织的事业带来极大危害。

比如，突出的"官本位"心理，现实中不乏种种表现。

"官本位"是一种思想意识、一种价值取向，是以官为本、以权为纲、以仕途为个人事业的选择导向的一种意识和价值取向，以及在此基础上形成的一种对权力、官位、官员的崇拜和敬畏。把做官、升官看作人生最高价值追求，同时又用做官来评判人生价值的大小。一切为了做官，做官为了一切，有了官位就能封妻荫子、光宗耀祖，可谓"一人得道，鸡犬升天"。"官本位"意识是封建官僚制度在观念形态上的反映，并维护和服务于官僚集权体制。"范进中举"后的种种神态，恰是这种观念生动而真实的写照。"官本位"作为一种社会现象，它意味着当官就有尊严，有权就有一切。人们以官为贵，以官为尊，以官职大小衡量人的价值、成就、地位。由此造就一种对权力、官位的崇拜，进而导致长官意志、权力至上观念和依附意识等的盛行。"官本位"心理的表现如下：

以官为贵，一切为了当官。存有"官本位"心理的人，在人生价值取向上，一切为了做官，把做官作为人生的根本目标。"官本位"的实质在于以官职为荣，崇拜官职。持有这种观念的干部必然依恋官位，追求官位，结果出现种种保官和求官的现象。为了保住官位，把官做得长久，干部一般挖空心思，想尽办法来取得同事们的信任和上级的欢心。比如，夸大成绩，欺上瞒下，弄虚作假，敷衍塞责，八面玲珑，玩弄各种计谋为了保住乌纱帽。而在千方百计保官的同时，他们还会通过各种途径往上爬，争取做大官、高官，以获取更高的权力，炫耀自己。于是，社会中跑官、买官的现象出现。这些现象在广大干部群体中容易造成不良影响，百姓对之也极为反感，同时也严重影响了干部任用制度的落实。

当官至尊，欺压百姓。存在"官本位"心理的人在执政利民标准上，以官职大小确定服务对象或质量。"官本位"的特征是以官为本，官尊民卑，以官的意志为价值判断的标准，为官者一旦做了"官本位"意识的俘虏，则必然视官为尊，并以此来看待一切问题。有些官员开展工作只按照上级的指示，不论是否违反党的规章制度；还有些官员以上级干部的喜好决定工作中的人是人非，结果劳民伤财。说到底，就是官的利益远远高于民的利益。干部以为官至尚、为官至尊，一旦做官后就大摆官风、耀武扬威、高高在上，与人民群众的关系日益疏远，全然忘记人民的寄托，甚至走到人民的对立面，轻视民众，欺压百姓。

摆官架子，不办实事。干部一旦做了"官本位"意识的俘虏，就容易处处摆出官的样子，日益脱离民众。一些干部随着职位的提升、条件的改善、环境的变化，他们自己也变了，摆架子，打官腔；办多急的事也都是"研究研究"再说。因而，门难进、脸难看、事难办的现象还会发生，脱离实际讲官话、空话、套话，而不面对群众困难的情形司空见惯，这一切无疑与党的优良作风相背离，必然损害人民的利益。

弄虚作假，欺上瞒下。一些干部在工作中敷衍塞责，好大喜功、贪图嘉奖，一门心思钻研上级喜好，换取各种荣誉与晋升。因而，在工作中经常弄虚作假、搞形式主义，脱离实际地搞些诸如形象工程、政绩工程、路边工程的建设。还有一些干部热衷于逢场作戏，搞场面、造声势，成天穿梭于文山会海之间，显得很是忙碌，像是在勤奋工作，其实真正的工作并没有解决。至于到基层为群众解决一些实际问题，也总是借各种理由躲避和推辞，实在没办法也只好走马观花，显然，这是明显的形式主义，没有真心想着为群众解决难题。

这些都是"官本位"意识在从政行为中的现实表现。

"官本位"观念及其行为所带来的一个严重后果就是背离宗旨、疏远群众，如果任由"官本位"现象存在和蔓延，不仅将严重损害人民群众的根本利益，也将对我国经济、政治、社会等领域的良性运行和正常发展产生严重影响和危害。

周恩来认为，政府总理也就是人民的"总服务员"。他经常说："我是总服务员。"他要求各级干部，都要服务好老百姓，当好人民的服务员。他从昆曲《十五贯》的内容联想到政府管理，提出要处理好"官"与民的关系。"《十五贯》教育我们做'官'的人，让我们想一想，是不是真正在为人民服务。"

1946 年 10 月，在纪念鲁迅逝世 10 周年时，周恩来指出："对人民，我们要如对孺子一样地为他们做牛的。要诚诚恳恳、老老实实为人民服务。""人民的世纪到了，所以应该像条牛一样，努力奋斗，团结一致，为人民服务而死。"新中国成立后，周恩来担任政府总理 26 年，实践了这一诺言。

2. 做官要有为，有为才有位

对于每一位干部来讲，如何使自己政治上进步得更快、思想上更加成熟，是踏上从政之路密切关注的事情。他们大都希望通过自己的作为，为人民服务，干出一番政绩。绝大部分的官员都知道，这既是自己履行职责的需要，也是升迁的重要依据。

领导职务的升迁，等不来、要不到，要靠真本事，有为才有位。一切美好愿望都是靠自己艰苦奋斗一步一步实现的。战国时期大思想家韩非子的人才思想中有一条重要观点，即"宰相必起于州郡，猛将必发于卒伍"，就是强调从基层、从实践中选拔人才，韩非子认为宰相猛将的成长主要得益于他们长期的、一线的、艰苦的实践磨炼。但是现在有不少年轻干部，都是出了家门进校门，出了校门进机关门的干部，他们有知识，有文化，有较高的理论水平，但缺少艰苦环境和复杂局面的磨炼，更是要通过实干取得的成绩证明自己的能力。

著名科学家巴斯特在《科学家成功的奥秘》一书中曾说："立志是一件很重要的事情，工作随着志向走，成功随着工作来，这是一定的规律。立志、工作、成功，是人类活动的三要素。立志是事业的大门，工作是登堂入室的旅程，这旅程的尽头就有个成功在等待着，来庆祝你努力的结果。"对于很多事业有成的干部来讲，从政理想是其奋斗成功的重要动力。

人民的好总理周恩来就是这样的一个人。1910 年，他离开老家淮安，跟着伯父来到东北上学，开始接触西学。1946 年 9 月，周恩来在接受美国记者采访时说："12 岁那年，我离家去东北，这是我生活和思想转变的关键，没有这一次的离家，我的一生一定也是无所成就的。"到东北上学，让周恩来开阔了眼界，知道了外国的一些情况，也看到了国弱民穷受欺凌的国内现状，当听到辛亥革命爆发，推翻清朝统治的消息后，周恩来在学校率先剪去象征清朝臣民的辫子。所以，在魏校长问同学们为何读书的时候，14岁的周恩来能自然而然地说出"为中华之崛起而读书"的励志名言。他的一生都在为中华之崛起的远大理想而奋斗，时刻心系中华民族、时刻心系人民群众。周总理从小就树立了远大的理想，并始终不渝地坚持着自己的信念，把自己毕生的精力都奉献给了祖国和人民。

诗人李白，豪放不羁，不喜约束，年轻时游历各地名胜古迹，是一位很浪漫的诗人。但为了实现自己为民的宏伟大志，当应召入宫时，他非常激动，以为从此可以步入政坛，一展宏图。虽然他后来因为各种原因仕途不顺，但他因心怀远大理想、为实现自我价值而从政的初衷是值得学习的。

诗人苏东坡在长期担任地方官的过程中，十分关心民间疾苦，对危害人民的水、旱、蝗灾等十分关注，他常常为不能消除天灾给人民带来的痛苦而深感内疚。"永愧此邦人，芒刺在肤肌。平生五千卷，一字不救饥。"同时，他的诗也有对国家、民族命运的关心。青年时代，他就表示了"与虏试周旋"的决心。以后，他又经常表示愿意效命疆场，不少诗篇有着磅礴的气势。在《定风波·莫听穿林打叶声》一词中还写道："莫听穿林打叶声……一蓑烟雨任平生。料峭春风吹酒醒，微冷，山头斜照却相迎。回首向来萧瑟处，归去，也无风雨也无晴。"表达出了苏东坡一生心怀家国天下的理想信念。

二、位子与阶梯

案例取材：真实人物

案例参考：田雨霖，王少楠.一次正常的职务调整后，他慢慢沉沦[N].中国纪检监察报，2018-11-14（7）.

（一）案例介绍

王某，1967年生，2009年12月任A县公安局政委至案发。经查，王某违反政治纪律、廉洁纪律、工作纪律、生活纪律；涉嫌受贿犯罪；违反法律法规以非法占有为目的，虚构事实，骗取他人财物①。

王某于 1991 年从某师范学院毕业后，被分配到县委工作，成为一名让人羡慕的国家公职人员。

当时的王某意气风发，一心想在岗位上干出一番事业，通过不断努力，积极上进，他得到了组织的重点培养。2002 年王某升任县公安局政委（副处级）。

"我当时在全市范围也算是比较年轻的处级干部，可以说令人羡慕，让家人自豪。"王某提起当年的往事，言语中仍然带着骄傲和自豪。

然而，2009 年年底发生的一件事，让王某的思想发生了转变。

那一年，全市公安系统干部进行大面积调整，王某自认为在县区公安系统中资格比较老，工作能力和业绩也不错，此次干部调整，自己应该很有希望得到提拔。

正当满心期许之时，一纸调令却让王某的提拔梦落空了。根据组织安排，王某从县公安局政委岗位调任到临近一个县公安局政委岗位工作。

那段时间，王某寝食难安，迟迟不愿到新岗位就职，用他自己的话说："那次调整，很多比自己年轻的都被提拔重用，我想不通，更心有不甘。最重要的是，此次调整不提拔也就算了，反而将自己从一个大县调到了小县，明着平调，实为暗降。"

王某从此意志消沉，一蹶不振。看着比自己年轻的干部得到提拔重用，总觉得自己没面子，抬不起头做人。每次到市局开会，他总是坐在最后一排或者角落里，特别怕别人跟自己打招呼或者被别人关注，有些本该他参加的会议，也经常借故躲开。

王某把不能升迁的责任归结到组织的不识人，归结到自己家庭出身不够好，财产不够丰厚。此时的王某已然认定，自己就算工作再优秀再出色，也不及一张大额银行卡，更不及有个好靠山或者"能人"的一句话。

---

① 田雨霖，王少楠. 一次正常的职务调整后，他慢慢沉沦 [N]. 中国纪检监察报，2018-11-14（7）.

一次饭局中，一个"能人"李某进入了王某的视野。李某自称认识省某重要部门的领导，凡是仕途晋升或者承揽工程项目上的问题，只需要一句话就能解决。

饭局过后，王某多次与李某联系。当李某了解到王某升官心切时，信誓旦旦保证一定会帮忙解决。王某仿佛抓住了救命稻草，他要抓住机会"临门一脚"，为自己仕途"画上一个感叹号"。

此时的王某完全被李某的花言巧语所蒙蔽。李某忽悠王某要想达成心愿，需要一定的"活动经费"。为了筹措这笔钱，家境一般的王某开始向家人、亲戚和朋友借钱，甚至逼迫下属将钱借给自己。

一位基层民警被逼无奈将 10 万元钱借给了他，这笔钱到了王某的手里，就如泥牛入海。这位民警去世后，其爱人多次向王某讨要，王某要么躲着不见，即使见面也闭口不谈，就是赖着不还。最后，民警的爱人将其起诉到法院申请强制执行，在当地造成很坏的影响。

为了能尽快凑足这笔"活动经费"，王某还要求 10 名基层民警为自己担保办理贷款，每人的数额都是最高上限 5 万元。有的民警本想自己贷款买房结婚，但在王某的威逼利诱下，只能无奈就范。

据王某交代，自己陆陆续续送给李某折合人民币 80 余万元的钱物用于跑官买官，非但职务没有任何变动，反而为此债台高筑。而替他担保的基层民警因无法按时偿还银行贷款，个人银行信用受到损害，被动地成了"老赖"。

面对各方的催款压力，王某如坐针毡。他一面赌咒发誓安抚借款人尽快归还，一面东躲西藏避免与借款人见面。

从年轻有为到升迁无望，从踌躇满志到心灰意冷，从昔日翘楚到身陷囹圄……究竟是什么让王某改变了人生的航向？回首王某的人生轨迹，发现还是"官迷心窍"越陷越深。

（二）心理分析

按理说，从事 10 多年公安工作的王某，不应当仅凭骗子的一面之词就将几十万的钱财拱手相送。是什么让他如此糊涂？

王某在经历那次干部调整事件之后，发现很多比自己年轻的都被提拔重用，他想不通，更心有不甘。最重要的是，此次调整不提拔也就算了，反而将自己从一个大县调到了小县，明着平调，实为暗降。从此，他意志消沉，一蹶不振。看着比自己年轻的干部得到提拔重用，总觉得自己没面子，抬不起头做人。一味地怨天尤人，不能够直面现实，不理性面对、不积极回应，使得他的消极厌世态度和悲观主义情绪不断地滋长开来，从而陷入恶性循环的认知误区。

随着我国公务员考录和晋升制度改革的不断加快与持续深入，大批精英人士纷纷进入政府机构，甚至博士、教授等高学历者加入基层政府部门也不鲜见，公务员之间群体性竞争的激烈程度较大。特别是很多干部的仕途之路、晋升之途不可能是一帆风顺的，在这一过程中遭遇到了诸如上级不提拔、岗位不调整、考核不公正、奖惩不分明、同事不理解等情况，也属于一种正常现象。但是，在激烈的职位晋升中，干部普遍表现出的焦虑心理和行为，是值得关注的问题。

1. 职务晋升焦虑的表现

（1）对职务晋升的过于热衷和关注

职务晋升原本就是干部关注度较高的一个问题，当干部因职务晋升产生焦虑情绪时，这一特点和倾向会表现得更为明显。其外在表现主要体现在对职务晋升信息的异常敏感、在日常交谈中的百谈不厌等。甚至有一些干部醉心于职务晋升，过多地将精力和心思放在职务晋升上，而不去思考如何更好地开展工作。

（2）对职务晋升者的妒忌和攻击

嫉妒是共同竞争特定利益时，对潜在竞争者和在竞争中的胜出者产生的一种排斥甚至敌视的心理状态。产生职务晋升焦虑的干部，在竞职过程中容易对职务晋升的潜在竞争者产生嫉妒心理，放大甚至歪曲他人拥有的优势资源，严重时还会导致非理性的攻击行为。对于职务晋升竞争中的胜出者，容易因嫉妒产生不服或反感心理，认为获得晋职的人不如自己，并通过攻击他人或消极怠工等方式来寻求心理上的平衡。

（3）以非制度化的手段寻求职务晋升

产生职务晋升焦虑、急于获得晋升的干部容易幻想通过非制度化的手段进行权力寻租来达到晋升目的。非制度化途径是指利用当前干部选拔制度的不完善，试图通过跑关系、拉帮派、找上级等不正当手段，以买官卖官的形式实现职务晋升。非制度化的寻求职务晋升现象在基层干部选拔制度还不完善的情况下时有发生，负面影响较大。

（4）职务晋升失败后的怨天尤人

在职务晋升遭遇失败特别是屡次遭遇失败时，一些干部容易表现出一种怀才不遇的悲愤感或对干部选拔制度的失望情绪。"千里马常有，而伯乐不常有"的悲愤感，会使干部组织归属感和工作成就感降低，导致干部的"离心化"行为，严重时还会使干部产生疏远感和卑微感，体现在工作中则是决策缺乏魄力和果断，办事迟缓犹豫、不自信。另外，一些干部在职务晋升失败后，容易引发对干部选拔制度、主要领导的不满，甚至以非理性的攻击行为或消极怠工等方式来发泄心中的不满。

2. 职务晋升焦虑的状态

用三句诗来描述面对职务晋升焦虑的三种状态：

第一种状态是"不识庐山真面目，只缘身在此山中"。特别是一些青年干部参加工作后没有清晰的职业发展目标或职业规划，做工作东一榔头西一棒槌，三分钟热度。有些人急于求成，爱出风头，生怕领导看不到自己那一刹那的闪光。有些人抱残守缺，自以为拥有高学历，知识面宽，工作忙，事务多，只要有老干部带着，按领导指示把活儿干好就行，主动"弃学"。还有些人受到不良风气的影响，认为晋升的关键在于搞关系、拍马屁，"朝中有人好做官"的思想根深蒂固，不下功夫做出实绩。这些人到头来往往是竹篮打水一场空，搞不出什么名堂，结果出现晋升焦虑。一旦看到和自己资历与水平相当的人被提拔重用了，就埋怨组织，嫉妒同事，怨天尤人，表现出生不逢时、怀才不遇的抑郁，有的甚至意志消沉、自暴自弃、一蹶不振。

第二种状态是"长恨春归无觅处，不知转入此中来"。不少干部经过多年的积累和努力，工作上取得了一定成绩，有的甚至成了领导面前的"小红人"，此时往往会进入晋升预备焦虑的状态。此时的特殊性在于，距离职务晋升看似一步之遥，但又"咫尺天涯"，心理上产生极大反差。这样的心理状态下，一方面由于晋升的机遇和时间宝贵，有的干部有"过了这个村就没这个店"之感，内心急躁、紧迫、担忧；另一方面由于人际关系进入敏感期，对周围人的评价过分在乎，干起工作来束手束脚，生怕出错，对各种消息捕风捉影，庸人自扰。还有一些干部晋升的阶段性目标已经达到，但权力阶梯路漫漫，且干部评价和激励体系单一，在达到相应年限后，他们又对下一步如何走产生困惑，出现"三年之痒""五年之痒"的现象。

第三种状态是"冷眼向洋看世界，热风吹雨洒江天"。所谓"冷眼"，不是逃避离世，不是消极袖手，而是用超脱、平静的内心看世界，去感知甚至是洞悉那纷繁复杂、人来人往。所谓"向洋"，是用辩证、发展的眼光看问题，特别是长远地看待体制机制不健全的问题、歪风邪气的问题，不赶时髦、不蹚浑水，相信时间，相信"人间正道"。这种状态下的干部一半是海水、一半是火焰，他们摒除杂念，忘却荣辱，心无旁骛地投身工作。他们尊老爱幼，珍惜家庭，培养健康的生活爱好和情趣，不把业余时间的主要精力花在结交关系、应酬来往上。他们始终泰然自若，不急不躁，处变不惊，没有什么能打乱他们的节奏。

干部对职务晋升的追求，是促进其成长成才的动力之一。但由于任何一个行业的职级结构都是"金字塔"形的，干部到了一定职务或层级之后，再往上晋升的不确定性因素越来越多，也更容易触及"天花板"，个人对职务晋升的过分追求就容易带来晋升焦虑。所谓晋升焦虑，就是因职务晋升问题带来的心理困扰，表现为一种持续性的情绪紧张，严重的还将导致思维乃至人格异化。

第一种状态下的干部主要是缺乏正确的自我认知，对职场发展的规律认识模糊甚至错误，对个人成才和组织需求之间的关系理解片面、把握不清，因此"不识真面目"。

第二种状态下的干部实际上已经获得了职业发展上的一些机遇，拥抱过了"春天"，但又歧路亡羊，只能空叹"春归无觅"，怎知春天仍在不经意错过的那一个路口。案例中的王某晋升受挫后，缺乏正确的自我认知，将自身不能升迁归因于组织的不识人、家庭的贫寒、财产的缺乏，从而慢慢沉沦。

萧伯纳说，人生有两种悲剧：一是万念俱灰，二是踌躇满志。如果说第一种状态下的干部是"万念俱灰"，第二种状态下的是"踌躇满志"，那么，只有第三种状态下的干部，才真正做到了"千磨万击还坚劲，任尔东西南北风"。

3. 职务晋升焦虑的心理调适

（1）调适认知

美国著名心理学家亚当斯（J.S.Adams）提出"公平理论"，认为人总是会倾向于高估自己的能力和所做出的贡献，而低估他人的能力和付出的努力。在与其他干部竞职遭遇挫折和失败时，应该多进行自我反省，客观地评价他人的能力、付出与自身的实际能力、付出之间的关系。著名的"彼得原理"告诉我们，在当前职位上工作开展得很好的人不一定能够在晋升后的职位上顺利开展工作。我们应客观思考、正确评价自身拥有的能力素质是否能胜任更高层级的工作。

（2）调适需要

首先，要优化需要的结构。著名的马斯洛需要层次理论告诉我们，人的需要具有层次性和多样性，有生理性需要和社会性需要、物质需要和精神需要，有合理的需要和不合理的需要。我们要优化自身的需要结构，自觉抑制那些低级庸俗的需要，有意识地培养那些高尚、合理有益的需要，不要把晋升作为主导性和刚性的需要。

其次，要调整需要的期望值。崇高的目标固然美好，它能使人奋发有为，然而，期望值太高，超过了客观条件和自身能力，其实现的可能性就会比较低，也容易挫伤自己的信心，带来焦虑和痛苦。因此，碰到晋升困难时，可以适当降低期望值，就容易保持快乐的情绪。这就要求我们必须正确对待欲望，力戒贪婪，及时调整好期望值，防止不当需要的恶性膨胀，避免产生焦虑和痛苦。

（3）调适态度

首先，端正对自己的态度。我们要学会接纳自己，接纳是一个很重要的名词，意思是不管我们喜不喜欢，能不能去接受，我们都要去勇敢地接受它的存在。只有你感受到了它的存在，你才会有一系列的行为产生。我们要平静理智地看待自己的长处和短处，冷静地对待自己的得失，不消极回避自己的现状，也不自责甚至厌恶自己。

其次，端正对他人的态度。对待他人，贵在真诚友善，要真诚相处，求同存异，换位思考；要善于合作，主动沟通，互相尊重；要心胸开阔，容人之短，容人之过。正确对待他人，还要注意警惕嫉妒之心、怨恨之心等不良心态，以一颗接纳的心态来看待，他人的晋升才不会触动自己焦虑的神经。

三、职业倦怠与心理资本

案例取材：真实人物

案例参考：人物访谈

（一）案例介绍

1. 李某，湖南某医院妇产科医生，45 岁，工作 20 余年，称最近一年每天都不想去医院，每天基本上是连续 12 小时的工作时间，要一刻不停地手术、处理病人、做出决策，终于熬到下夜班的时候，就有一种参加完一场激烈战斗之后幸运生还的感觉，一根紧绷的神经突然松下来，觉得自己突然间好像灵魂出窍了，甚至有时候都想仰天大哭一场，感觉自己抑郁了。

2. 柳某，广东某国企职工，工作 5 年，发现最近自己变成了"橡皮人"：对工作丧失热情，不由自主地从人际关系中退却出来，对什么事情都不感兴趣，身体没病却总感觉很累。

3．文某，河南某单位的公务员，办公室副主任，觉得自己整个人犹如橡皮做成的，没有痛感，没有效率，没有反应。日常做的工作带有很大的重复性，日复一日、年复一年地唱着"同一首歌"。由于很少接受新的培训，缺乏新思想的冲击，工作新鲜感丧失后，倦怠感便悄然滋生。

4．杨某，贵州某单位的公务员，他说：现在公务员的工作强度和工作内容，都较过去发生了显著变化，早已不是"一张报纸一杯茶"的状态。"作为向社会提供公共服务的部门，我们经常是晚上开会布置任务，第二天就要结果。"工作压力导致他的"心理账户"不停透支，职业倦怠"不请自来"。

（二）心理分析

从心理学上来讲，以上四位干部处于明显的职业枯竭期。职业枯竭又称"职业倦怠"，属于心理枯竭范畴。心理枯竭是持续的巨大压力造成的现象，指个体无法应付外界超出个人能量和资源的过度要求，而产生的生理、情感、行为等方面的耗竭状态。而职业枯竭是由工作引发的心理枯竭现象，是从业人员在工作压力之下所体验到的身心疲惫、能量耗尽的一种亚健康状态。

全球经济社会高速发展为我国创造了前所未有的机遇，也对我国政府提出了新的挑战；环境日新月异，干部必须快速适应变化；竞争日益激烈，干部必须要有卓越的表现。但是，一方面，越来越多的干部感到"工作热情消失""对前途无望""感到自己的工作没有意义"，于是懒散、逃班，甚至绝望，出现职业倦怠；另一方面，政府反腐力度的加大、纪律约束的增强、工作标准的提高，以及人民期望的增大，又对干部提出了更高的要求，希望他们能有更卓越的表现，并能积极适应外界的变化、组织的变革及民众的期盼。因此，绝大部分干部必须面对这种"不利的心理环境—更高的心理要求"的现实矛盾。这就需要政府采取措施，提高干部的积极心理能力，使其充满自信、希望、乐观和韧性地面对基层工作。

1. 职业枯竭具有四大危害

职业枯竭影响身心健康。职业枯竭不会致人立刻死亡，但会导致亚健康状态，甚至导致生命早衰。从一开始的头晕头痛、四肢乏力、失眠多梦等生理性枯竭，到反应迟钝、记忆力下降、注意力难集中等才智枯竭，再到心烦气躁、冷漠无情、心情沮丧等情绪枯竭，以致自我评价下降，越来越觉得工作、生活没有意义，甚至出现自残、自杀等极端行为。近年来，官员非正常死亡事例就足以证明。据不完全统计，2009—2015年，我国共有209名公务员自杀、失踪或疑似自杀，其中，明确指出有抑郁症或抑郁倾向的比例高达50%。中纪委、中组部牵头的研究也显示：导致官员非正常死亡的重要原因之一就是官员的心理状况不佳。

职业枯竭影响人际关系。职业枯竭带来的情绪低落、攻击性行为等会严重影响人际交往。患有职业枯竭症的人喜欢对他人行为做负面归因，常对同事、领导的言行产生猜疑或敌意，有的甚至出现攻击性行为，指责、讽刺、打骂他人，导致干群关系、同事关系异常紧张。并且，职业枯竭的危害还会从工作领域延伸到家庭，有些干部容易把工作上的情绪带回家庭生活中，导致职业角色与家庭角色混淆，严重影响家庭关系。

职业枯竭影响工作绩效。职业枯竭容易导致工作效率降低，甚至转岗或离职。在公务员群体中，流传着"30当官，40靠边，50闲差"的说法，暗含对失去晋升机会的嘲讽和担忧，容易形成浮躁的官场风气，升则图短、平、快，不升则地位感、成就感、职业自豪感下降，对干部队伍建设十分不利。调研时，有受访者描述："一早醒来，我想到又要面对一天的工作，心里就感到了一种恐惧感，不想去上班……"即使到了工作岗位上，也容易心不在焉，经常出现差错，严重的将被调岗、降职，甚至开除。

职业枯竭影响组织氛围。心理学研究发现，人的不良情绪像病毒一样具有极强的传染性，传染速度非常快，不到20分钟就可以影响到他人。同样，职业枯竭也具有传染性，如果领导职业枯竭，会影响基层员工的工作积极性；基层员工出现职业枯竭，会对周围同事产生消极影响。当一个单位里产生这种传染性效应时，极容易影响工作士气，降低单位活力与团队凝聚力，危及单位声誉。

职业枯竭危害较大，导致职业枯竭现象出现的原因主要有社会、组织、个体三方面。

社会原因。社会的快速发展意味着社会财富的积累速度加快，人们的生活改变加快，期望值提升也变快，认为社会越来越浮躁、越来越功利，看东西要看干货，学知识要学精华，那些自认为没有用的事物，统统不愿意干，然而却给广大干部带来了更多工作焦虑感，久而久之容易身心倦怠。

个体原因。为什么同样的环境中，有的人患有职业枯竭，而有的人没有呢？这就涉及干部个体。第一，人格特质与岗位要求间的矛盾。黑格尔说："我们大家都没有经过自己的同意就被出身了。"每个人的人格特质不一样，有些属于 A 型性格，常表现为遇事易急躁、不善克制、好斗、对人常存戒心等，而公务员的宗旨是全心全意为人民服务，特别是基层公务员每天会面对群众，更需要耐心、友善、亲和等特质，致使有些干部在胜任自身岗位方面存在困难，久而久之容易倦怠。第二，自身成就动机强与晋升慢间的矛盾。干部通常具有较高抱负，成就动机强，但大部分却从事重复的工作，有的甚至与专业脱节，不能发挥所长，干一番事业的理想破灭，理想一旦破灭，就容易失去对工作的热情，甚至开始厌烦，产生倦怠。第三，工作压力大与自身心理调适能力不足间的矛盾。越到基层，工作越具体、越琐碎，直接面对的矛盾和困难也越多，生活也越艰苦，工作压力较大。而我国大部分人缺乏专业心理学知识，对心理健康认识不足，不知如何进行心理调适，无法自我排解的心理压力就容易加深职业枯竭。

组织原因。第一，组织公平原因。我国政府早已建立了一套公务员考核制度，制定了具体量化考核办法，但仍然存在法律规范不健全、责任主体不明确、考核结果没有与目标和激励挂钩等问题，易流于形式，很难得出科学准确的结论，影响干部的公平感和进取心，削弱工作热情，最终可能产生工作倦怠感。第二，组织中的科层制。受传统科层制的影响，政府内部权威等级明确，处于金字塔底层的基层公务员，日常工作必须注重程序性与原则性，极易抑制他们的工作积极性与创造性，如同一台程序化的机器，依靠惯性而重复，重复的次数多了，必定会出现疲劳，工作中很难打起精神。此外，严格的科层制导致组织成员间缺乏信任感，不愿彼此沟通交流，人际关系冷漠，都会间接引发职业枯竭。第三，超负荷的工作时间。基层工作量大，经常"5+2""白加黑"，会议多、材料多、检查多，还要承担各种风险，这些外在条件也容易引发职业枯竭。

2. 开发心理资本，预防职业倦怠

在持续晴热高温的天气里，人们往往会"热到不想动"，感到极度疲惫。有研究表明，过高的气温会"悄无声息"地影响我们的心理。然而，不少人不仅仅是身体过度劳累，还情绪低沉，并对工作丧失兴趣，甚至对自身的工作能力和个人价值产生怀疑。如果出现这样的状态，恐怕已处于职业倦怠期，产生了心理的疲乏和枯竭。曾有调查显示，在各种承受工作重压的职业人群中，还包括近八成的公务员，他们都存在不同程度的职业倦怠。我们该如何克服职业倦怠、重新恢复工作热情呢？这就需要政府组织帮助公务员提升心理资本，以饱满的热情积极投入工作，激发单位活力，提高政府绩效。

心理资本（PsyCap）由美国著名学者 Luthans 提出，指个体在成长和发展过程中表现出来的一种积极心理状态，关注的是"你是什么样的人"，或者从发展角度看，是"你在成为什么样的人"，主要由自我效能、乐观、希望和韧性四个部分构成。大量研究文献表明，心理资本对工作结果影响显著，具有绩效导向。

（1）开发自我效能感

著名心理学家班杜拉认为，自我效能是个体在面对充满挑战性工作时，对自己能够激发动机、调动认知资源、采取行动成功完成工作的信心。也就是说，对于现有条件类似的人，那些对自己有信心的人往往取得成功的可能性更大。为了长期维持高绩效，开发自我效能就至关重要。

增加成功体验。开发自我效能最主要的方法是在任务完成过程中反复体验成功，获得成就感，增强自信，进而带来更高绩效，并且使这种成效螺旋式上升成为常态，对预防及改善职业枯竭具有正向作用。要提高公务

员的自我效能，可以有针对性地开展业务比赛。"进步、成长的体验"能够提升自我效能感，这比所有诸如金钱的"外部奖励"都更能有效地产生良性快乐。各系统可以定期组织岗位技能比武竞赛活动，挖掘技能骨干、奖励业务能手，这样既能提升广大干部的业务水平，挖掘职工的内驱力，又可以促进成就感的获得，增加成功体验。

寻找学习榜样。"观察学习"理论指出人除了可以直接学习，还能通过观察进行间接学习，人的很多社会行为是通过观察别人、模仿别人而学会的。因此，各单位要树立优秀职工榜样，干部个人也可以多观察所敬佩的同事是怎样开展日常工作的，通过角色榜样看自己，树立"如果他们能做到，我也能做到"理念，提高追求成功的思想意识和强烈渴望，增强自信。

适时积极反馈。研究显示，有很大一部分管理者忽视了诸如赏识、感恩、关注等这些没有成本却对工作绩效有着重要影响的资源。Stajkovic，A.& Luthans，F.（2003）研究显示，积极反馈与社会认可对职工表现出来的期望行为具有强化作用，有时甚至超过了物质奖励所带来的影响。因此，上级领导应该及时肯定下属对单位的贡献，挖掘他们的闪光点，通过各种形式对业绩突出、表现优秀的干部加以表扬和鼓励，帮助获得外在肯定，增强自信。

增强身心健康。积极的心理状态有利于维持个体自我效能的提升；相反，消极的心理状态往往会带来悲观和绝望，进而导致呈螺旋下降的自我怀疑和效能降低。身体健康与自我效能间的关系也如此，健康的体魄对人的认知、情绪和意志具有积极影响。当一个人身处高压之中时，他的生理反应会退化，反过来会对心理产生不利影响，这将对自我效能带来致命打击。因此，一方面，干部要抽出时间加强锻炼，增强身体素质；另一方面，单位要经常组织心理健康讲座，让他们掌握压力管理、心理调适技巧，提高心理健康水平。

（2）增强希望感

临床心理学教授 Rick Snyder 将希望定义为"对目标锲而不舍，为取得成功在必要时能调整实现目标的途径，形成的一种积极动机状态"。大量研究表明，希望感较高的人通常对未来的期待更积极，很少逃避困难，多会弹性调整目标，灵活寻找替代路径。希望感与工作绩效、工作满意度、工作幸福感、组织承诺等显著相关。要增强干部的希望感，结合神经语言程序学与内在动机理论，可以从以下三个方面着手。

赋予工作宏观意义。调研过程中，部分干部特别是基层公务员总是抱怨：做的工作没有意义，辛辛苦苦考进来，却做一些高中生甚至初中生就能做的事情，对自己前途感到迷茫。他们都曾怀揣远大抱负考上公务员，结果发现自己每天忙碌在琐碎事务中，工资待遇又不高，反差较大，内心希望逐渐破灭。如果我们不能发掘工作本身的伟大意义，那大脑必然会毫无选择地将工作解读为"为钱而做"，自然不会从中获得持久快乐。因此，找到工作超越赚钱的更高意义，比如为人民服务、提高全面发展能力等，反而能乐在其中。

为工作设定挑战点。游戏最迷人之处不是因为我们能"轻而易举"地取胜，而在于"差点儿就赢"。只要每天的工作具有适当的挑战性，我们就能从中收获游戏般的快乐。对那些重复琐碎、毫无挑战的事情而言，更需自设"挑战点"，当然难度要恰当，太难的话就不是激励，而是挫折了。不断超越工作挑战点，发现"挫败"不再是"失败"，获得更高的"掌控感"，进步更快，从而产生螺旋上升的希望感。

将每天工作成果可视化。人类自古以来就喜欢把"战利品"摆在身边，将敌人头骨或猎物的骨头串一串挂脖子上或当作屋里的摆饰品，通过"战利品"获得"自我认同感"。因此，公务员也可以将现代版本的战利品——每天努力的工作成果尽量地摆出来。无论是老百姓的留言感谢、领导同事的褒奖，还是熬夜通宵的讲话稿、设计作品，都可以记在日记本中或拍成照片展示出来，增加"自豪"的体验。

（3）树立乐观态度

积极心理学之父 Martin Seligman 认为，乐观是一种归因风格，倾向于把积极的事件归因于自身的、持久性的和普遍性的原因，而把消极事件归因于外部的、暂时性的及与情境有关的原因。心理资本强调人们树立灵活、现实的有效乐观态度，通过包容过去、珍惜现在、寻找未来机会三种途径，开发现实中的乐观。

包容过去。这是一种在尊重现实情况基础上的积极重构技术，并不是推卸责任、逃避过错。特别是基层工作琐碎繁杂，犯错误在所难免，但不能长期内疚自责，要从过去的失败中吸取经验教训。也可以外部归因过去的失败，将失败和挫折看作是暂时的，是由外部的运气、情境等原因引起的，帮助走出长期自责愧疚情绪，树立乐观心态，但这种失败和挫折只限于此。

珍惜现在。感恩现在工作中的积极一面。政府工作事关民生的大事小情，从户籍、社保、扶贫到环保等，都是公务员日常需要精通的业务，尽管很初级、琐碎，却可以让村民感受到办事的方便，增加工作自豪感，对自己的沟通能力、协调能力、执行能力等的提升具有很大作用。因此，既然来到基层，索性放下身段，从小事小节做起，把基层情况吃透，把政策法规学好，把本事本领练到位，在苦难里成长，在艰苦中成熟。

寻找未来的机会。一般而言，人们都喜欢确定性，而未来工作的不确定性常常会引起干部的焦虑心理。其实，未来工作具有的不确定性也可能是今后发展和取得进步的机遇，我们要学会采取积极乐观的心态来面对。

（4）开发韧性品质

心理资本中的韧性是"一种可开发的能力，当身处逆境或被问题困扰时，能够持之以恒，迅速复原并超越，以取得成功"。具有韧性的人能够感觉到自我效能、自我意识、人际关系、情绪表达等的增强。通过追踪分析韧性影响因素，提出两种策略用来开发工作场所中的韧性。

关注韧性资产。Waite, P., &Richardson, G.（2004）认为：教育、技能、知识等人力资本，人际关系、社会网络等社会资本都是对形成高韧性有贡献的资产，那些学历水平较高、知识经验丰富、人际关系良好的人，更能挖掘自身潜能，更能从失败中恢复过来，并取得更大的成功。基层公务员要充分挖掘自身的韧性资源，提高产生积极效应的可能性。人力资本可以通过系统的学习培训、工作轮岗、职业导师制来增强，社会资本可以通过团队建设、开放的组织环境、沟通交流来开发。

关注威胁因素。对我们产生威胁的因素一般包括明显的具有破坏性的事情或功能性失调的经历，比如酗酒、赌博、心灵创伤等；也包括不太明显、逐步显现但最终有害的因素，比如工作压力大、文化水平低等。因此，干部要时刻关注对自身发展不利的因素，提高预防不良后果发生的可能性。同时，也要积极看待威胁因素，面对逆境和挫折时，一方面要通过培训干预，提高工作场所中的适应能力和应对技巧；另一方面可以采用危害管理策略，以"跳出方框"的思维抓住潜在机会，将逆境和挫折视为成长和超越平凡的机会。

第三部分 人际篇

世界很单纯，人生也一样。

不是世界复杂，

而是你把世界变复杂了。

没有一个人是住在客观的世界里，

我们都居住在一个

各自赋予其意义的主观的世界。

——阿尔弗雷德·阿德勒（Alfred Adler）

背景知识

亚里士多德有一句名言："人类自然是趋向于城邦生活的动物。"这句话道出了人类的社会本性，这种本性促使人类群居。而群居的人们在生产、生活、学习等活动中不断地发生着各种交互影响，这种交互影响就是人际关系。人际关系的种类很多，有友情关系、亲情关系、工作关系、师生关系等。

与他人建立良好的人际关系是人类社会生活中最为重要的任务之一。众多心理学研究表明，与他人建立良好的人际关系，不仅可以使我们克服生活中的寂寞，而且人际关系所提供的社会支持对我们的身心健康有着不可替代的影响。对中国人来说，人际关系更是被放在一个重要的位置上，这种对关系的强调有它好的一面，比如由于强调与他人的联系，使得中国人比较强调内团体的利益与和谐；另一方面，这种对人际关系的强调又使得人们在任何事情上都依赖关系，从而使整个社会受到损害。

作为一名干部，基于不同的行为动因或活动内容，会衍生出不同的人际关系。

首先，干部从事这一职业也意味着要处理因该职业带来的各种人际交互关系，如与同事（上下级、平级）的关系、与公众的关系、与政府其他部门的关系等。

其次，我们又不得不正视干部因掌握公共权力而获得的一种特殊身份性质。这种身份性质使其有别于其他职业群体因职业获得的身份性质。不仅工作中，甚至工作外，这种身份性质在干部与他人的人际关系中都产生着重要影响。例如，工作外的领导依然常被视为"领导"，常常可以获得比他人更多的尊重，更多的便利。这是其特殊身份性质在人际关系中发挥的作用。

最后，干部作为一名普通的社会人，也有着与众人同质化的欲求，也要处理与众人类同的人际关系，如亲情关系、友情关系、邻居关系等。这时的干部往往需要回归"本原"，处于一种去职业与身份性质的状态。

综上而言，干部要处理的人际关系大体上包括职业的人际关系、身份性质的人际关系，还有"本原"状态下的人际关系[1]。

人际关系的处理既有理性化的"规律"可循，又有因人而异的个性化的"特征"。现实中，干部一般会面临哪些人际关系冲突？遇到人际关系冲突时干部又应如何化解呢？

（一）人际关系冲突

人际关系冲突，简单而言是指人际关系不和谐的现象。这种冲突可能

---

[1] 刘东杰，张长立. 干部的人际关系冲突与化解 [J]. 党政干部学刊，2013（5）：52-56.

表现为显性的，如争吵；也可能表现为隐性的，如心存嫌隙。无论哪种冲突，最终都可能导致双方交往的不和谐。干部的人际关系可以大体上划分为三种类型：因职业而起的人际关系，多是工作间人际关系；因身份性质而起的人际关系，多是"官本位"观念影响下被异化的人际关系；因感情、交往、伦理等需要而起的人际关系，多是人之为人要处理的人际关系。干部的人际关系冲突也就分布在这三个领域。

1. 因职业而起的工作间人际关系冲突

主要有与上下级之间、与平级同事之间、与公众之间及与其他政府部门之间的人际关系冲突等。

（1）与上下级之间的人际关系冲突。相对于上级而言，有的干部可能是下级；相对于下级而言，有的干部可能是领导。干部在工作中可能会因以下几个原因与上下级之间产生人际关系的冲突：

一是不同的价值观。不同的价值观会带来对同一问题不同的看法。针对某一问题，干部因与上级看法不同，可能存在三种选择：要么绝对服从上级，要么坚持己见，要么阳奉阴违。坚持己见与阳奉阴违必定带来与上级的冲突。当然，这种冲突未必会以比较激烈的形式表现出来。但如果无法就某一问题与上级达成双方都欣然接受的选择，则这种冲突会成为两者以后工作中的障碍性因素，甚至会影响到上下级之间的工作感情。针对某一问题，干部因与下级看法不同，也会面临三种选择：要么要求下级绝对服从，要么批准下级意见，要么隐忍下级阳奉阴违。要求下级绝对服从，可能忽略下级的民主权利，引起下级的不满与反弹，进而产生冲突。隐忍下级阳奉阴违，总是要有一定限度，当下级行为突破领导的隐忍极限，两者之间的人际冲突必将出现。

二是基于私利欲求的满足。正如马克思所言"人类所奋斗的一切都与他的利益有关"。从规范的角度来讲，领导者掌握公共权力，其行为理应以公共利益为准绳。但这并不能成为泯灭人之"理性经济人"本性的理由。干部在从事公共职业过程中，也有着诸如"升职""加薪"等满足个人私利的要求。当干部认为自己的这种欲望因上级的干涉难以得到满足时，则会引发对上级的不满，这时人际关系冲突即已萌发；当这种不满显性化后，则可能出现激烈冲突。

三是对上级权威的不认同。基于上级资历、年龄、能力及出于嫉妒等多种因素，干部可能会对上级权威难以认同，或者自己的权威因类似原因被下级漠视，甚至在某些场合被挑战。这种行为无疑会加剧干部与上级之间，或者下级与干部之间的人际关系冲突。

（2）与平级同事之间的人际关系冲突。在工作中，干部与平级同事之间产生人际关系冲突的情形有以下几种：

一是因利益的竞争。利益的内容是多元的，自然可能引发两者之间人际关系冲突的利益竞争形式也是多样的。比如，干部与平级同事之间可能因为共同竞争某一更高职位而成为对手。如果双方或者至少失败一方过于纠结于得失，则都可能引发双方人际关系的冲突。再如，对嘉奖的竞争、对出席某一重要场合机会的竞争等。

二是上级出于方便管理的需要。"冲突，不但不足怕，不足惧，而且可爱。若从领导的立场而言，冲突乃是获取内部控制的主要工具。"上级可能为了更好地对整个组织进行控制，利用各种手段有意制造干部与平级同事之间产生一定的人际关系冲突。当然，这种冲突往往是可控的，通常不会使这种冲突过于激烈或无限扩大化。

三是嫉妒症引起的干部与平级同事之间的人际关系冲突。"功绩"是对干部考核的重要内容，也是其得以晋升的最为核心的依据。因岗位、能力或其他一系列因素的影响，干部与平级同事之间可能会有不同的"功绩"表现。倘若一方对另一方较优"功绩"心存嫉妒，便很可能萌发破坏对方形象、影响对方"功绩"提升的动机，从而"尽一切可能排斥比自己本领强的人"。这种动机一旦出现，也就是两者之间出现嫌隙的开始。随着这种嫌隙的蔓延扩张，注定会带来两者之间人际关系的冲突。

（3）与群众之间的人际关系冲突。人民群众是政府公务员的服务对象，但由于受到"官本位"的权力观、个人素质不高等因素的影响，干部与群众之间的人际关系冲突现象在一定范围内还普遍存在。具体而言，"官本位"的权力观带来了干部的"官贵民轻"思想。抱有这种观念的人，往往将"官阶"视为评价一切事务的标准。这种价值观滋生了"权力"崇拜和淡漠的服务意识。这种干部可能对群众没有耐心，不愿与群众直接接触，在工作中容易与群众对立起来。干部素质不高，特别是思想政治素质不高，因个人能力或工作态度等原因未能处理好公共事务，则更可能与公众产生直接的人际关系冲突。

（4）与政府其他部门之间的冲突。现实中，许多工作都需要多部门协作完成。在协作过程中可能会因权力分配、责任分担等原因，而出现相互推诿等现象。另外，由于职能交叉、责任不清等问题还存在，这也带来了部门之间的夺利卸责的现象。这一现象的存在，使部门与部门间的关系冲突在所难免。

2. 因身份而起的人际关系冲突

在公共管理作为一种职业的今天，"人们之间身份群体上的区别日益缩小，身份群体间的界限越来越模糊"，但在有着几千年"官本位"思想和等级观念的中国，人们以职业"身份"划分社会群体，并以职业"身份"区分贵贱的做法并未得到根本改观。公共管理者是一个运用公共权力从事公共服务的社会群体。这一群体，往往被赋予了"权威"的身份和被定位在较高的社会等次上。这种职业身份一旦被认定，在其职业性质未改变前，则会保持相对的稳定性。且这种稳定性不受工作时间的影响，即身份主体无论是否在从事公共事务，这种因职业而被赋予的身份性质不会发生质的变化。当这种职业身份所有者在从事工作外社会活动时，身份性质便会成为影响其社会活动的一个重要因素。在工作中，因从事公共事务的需要，"身份"往往会被作为一个重要的考量因素，这有其合理的原因。但工作外，这种"身份"在日渐民主化、平等化的社会中，仍被作为影响社会关系的重要权重的话，产生干部与各方人际关系的冲突则是在所难免的，例如，干部运用身份影响，将子女送入重点学校，这种行为影响到了社会的公平，必定激起公众的反感。再如，干部因身份原因，而被给予更多的便利。即使这种便利并非主动要求，但只要干部接受，就可能引起他人的不满，引致与他人的人际关系冲突。

3. 基于公民身份的人际关系冲突

干部作为普通的公民，也有着与他一致的"本原"状态下的各种欲求，如亲情、友情，也要处理日常生活中与平等主体的各种人际关系。在这些欲求求得满足及平等主体之间人际关系得以处理的过程中，也不可避免地会出现多种形式的人际关系冲突。如交易中遭遇欺诈，与商家产生的冲突；因公共车位问题与邻居发生争执；等等。但由于干部毕竟是掌握"公共权力"的主体，倘若不能转变角色，在社会活动中，实现国家公职身份向社会公民身份的转化，则很可能会带来比普通公众更多的人际关系冲突，且使这种人际关系冲突突破私域的范围。例如，因一句"我是领导"，安徽省某地方的一位局长将一场普通的交通纠纷上升为群体性事件，使原本与涉事方可以轻易解决的人际冲突，扩大为一场公共事件，严重影响到政府形象。因此，在生活中，干部应当去除权力和身份因素，以一名普通的社会公众身份处理各种社会关系。

（二）人际关系冲突的化解

因为承受着巨大的压力又无处排解，一些干部在人际交往中常常会情绪失控，伤害到家人或者得罪同事。在这样一个人际关系尤为重要的社会里，人际方面的压力又反过来加重了干部的心理问题。另外，由于情绪会影响到我们的工作效能，被负面情绪缠绕的干部在工作上也会出现很多问题，又会导致新的心理压力。如此恶性循环，干部的心理问题就越来越严重，一些干部因此入院治疗，甚至有干部由于不堪重负，结束了自己的生命。干部要有效地化解各种人际关系的冲突，应该把握好以下几点。

1. 确立正确的"利益"观

正确的利益观使干部对价值冲突更具包容度。在工作中，干部应从公共利益的高度出发，容忍工作中不同价值观的冲突和不同观念的交锋，而不是把"权力"视为"权威"，认为谁的"权力"大，谁就是"权威"。比如，现实中，很多公共问题具有复杂性，并且，行之有效的解决方案也可能较多，因此，在面临某一公共问题时，应当在客观公正的基础上，综合评议各种政策方案，不唯上，也不轻下。在上级领导不赞同自己的方案时，应首先对自己方案的可行性、科学性进行重新审视，在确定自己的方案科学可行时，可以继续艺术性地向上级领导建言，而不是在领导否决后心怀不满，激化与上级领导的冲突。当下级与自己据理力争时，也不应将这一行为视为对自己领导"权威"的冒犯，而对其心怀芥蒂。应从工作的角度重新审视自己的观点，在确定自己无误时，应拿出足够的证据让下级信服，而不是一味地以权威式"命令"迫使其服从。若在审视中发现自己观点有误时，也要虚怀若谷地加以承认，并积极研究下级的建议。而要做到对各种相互冲突的价值观和不同观点的包容，是需要有正确的"利益"观作为基础的。因为，只有确立了正确的"利益"观，才有可能在公共问题上站在"公共利益"的立场，以理性客观，而不是携带私欲的主观、非理性的观点看待彼此的冲突。

2. 对自我身份的清晰认知

干部必须认清自己人民公仆的身份，并以这种身份认知指导自己的行为。公仆身份的核心精神是服务，而不是被服务。认清这一点，并将其作为自己的行为准则，是缓解当前干群关系紧张的重要突破口。应该认识到，缺乏为人民服务的精神是当前一些干部还存在的一个问题，只是这一问题在不同的国家有不同程度的表现。而培育这种精神，可以从德化教育、法律规制、舆论监督等多种途径着手。但无论哪种方式，在现实中都可能不尽如人意，这可能是一些干部没有对自我身份的清晰认知而造成的。在对自我身份进行清晰认知之前，无论是硬约束还是软约束，往往都是外界对其进行的一种"强迫式"的被动接受。只有清晰认识自我身份，才可能确立主动服务精神，而不再需要外力的干涉。

3. 善于沟通

"良好的人际关系有赖于良好的沟通。"现实中，很多人际关系冲突大都因沟通不善引起。因此，重视沟通、善于沟通也是化解干部人际关系冲突的重要抓手。重视沟通是一种心态，善于沟通是一种能力。要做到重视沟通，也许并不太难，但要做到善于沟通，却并非易事，需要干部学习和掌握的技巧很多。

用心倾听。高质量倾听是建立和保持人际关系的一项基本技能，也是获取正确信息，认识他人的重要途径。现实中，许多干部对于这一点做得并不太好。无论对上级还是下级的话，都可能存在着入耳不入心的情况。这种肤浅的信息接收，往往会使很多有用信息流失，带来彼此沟通上的障碍。干部作为倾听者，还要善于观察发言者的各种表情、姿势和动作，这些通常也是发言者表词达意的一种重要方式，忽略了这些可能会造成理解的偏差，带来误解，进而产生沟通的障碍，影响彼此间的人际关系。倾听是基本的礼貌，其本质是换位思考，是移情，是投入；连基本的投入都难保证，何谈换位思考，设身处地为对方着想。

掌握政务礼仪。文明交往礼仪为先。沟通不仅仅靠语言、肢体，程序化的礼仪也是有效沟通的重要工具。沟通中彼此遵循礼仪，是相互尊重的表现，这能够增进彼此之间的感情和信任，在此前提下，双方再进行语言、肢体动作的交流，则会使沟通的效果大大提升。

善于利用非正式组织。通过这种沟通途径来交换或传递信息，常常可以满足个人的某些需求。例如由于某种安全的需求，乐意探听有关人事调动之类的消息；同事朋友之间交换消息，则意味着相互的关心和友谊的增进，借此更可以获得社会需求的满足。这种消息对于组织成员来说，往往是他们最感兴趣可又是最缺乏的消息。因此，对依靠非正式沟通可以获得这种信息的环境，组织成员通常满意度较高。但是，非正式沟通具有难以控制，传递的信息不确切，容易失真、被曲解，并且，它可能促进小集团、小圈子的建立，影响同事关系的稳定和团体的凝聚力的缺点。因此，一定要对组织内部非正式的沟通渠道加以合理利用和引导，在达成理解的同时解决潜在的问题，从而最大限度提升组织内部的凝聚力，发挥整体效应。

一、人事调整与心理舒适区

案例取材：真实人物

案例参考：人物访谈

（一）案例介绍

黎某，重庆某国企财政部门一名科长。最近，她遇到部门领导调整，内心有了许多矛盾与冲突：

"之前，我的上级领导是财务出身，他一表人才，外省人，普通话标准，熟知重庆的人情世故、风俗习惯。洪亮的男高音，爽朗的笑声，我常常在二楼可以听到他在三楼的说话声。

"另外，他管理的事情很宽泛。一方面，大家日子很好过，不用天天开会，没有多余的工作报告，当然也没有什么额外的福利。一年以来，基层职工基本不会接到他的电话指示工作。另一方面，他对部门的事情事必躬亲，直接针对每个文员、每个财务人员，但都点到为止。主管们的工作担子被卸掉大半，落得轻松。

"如今遇到干部调整，是一个从机关调来的中年男子。上任不到一个月，他制定了部门新的规章制度，还给我们加了许多额外的工作任务，大家只能大吐苦水，晚上十一点了，他不知怎么灵光一闪，想出了一个问题，就打电话给我们，叫我们马上整理资料，第二天一早向他报告。我经历了不少人事变动，如今却不知什么原因不习惯了，请问我该如何调节自己呢？"

人事调整，领导换了，有人欢喜有人忧，因为和某领导关系密切，所以得到不少关照；因为多年跟随某领导，很习惯这个领导的风格……如果这个人不做领导了，有些人可能就会有很大的失落感，像经历地震一样，不安全感瞬间爆发出来。当然，也会有人因为更换了新领导而出现暗自窃喜类的情绪。正如案例中的黎某，作为老员工，已经经历过不少人事变动，却突然不适应新领导。面对干部调整"战役"，职场人该如何调节自己的心理呢？

（二）心理分析

案例中的黎某其实已经经历过不少人事调动，这一次却不能适应领导调换，是什么原因造成的？俗话说："人和人不同，花开几样红。"不同的领导，他们的工作风格、语言表达、心态等都不一样，这些不同既是领导的职场标签和定位，也是他留给所有人的印象。心理学上称之为印象管理。经历过不少人事调动的黎某还是不适应领导变动，其原因主要集中在：她已经完全习惯上一任领导的领导水平、做事风格；她内心很认同上一任领导的办事原则和标准，她与领导之间有着比较默契的工作配合度、价值取向等；各种事情触发了她内心深处对前任领导的留恋情绪，使得她不能完全适应现任领导，甚至有排斥、失望的消极情绪产生。

黎某的这种心理状态，其实是自己的心理舒适区被打破，新的心理舒适区还没有建立起来所产生的焦虑心理。

1. 心理舒适区的本质

舒适区就是指舒适的环境吗？其实不是。电影《肖申克的救赎》里有个人物叫作老布，他很小的时候就在监狱里生活，被关押了 50 年，这几乎就是他的一生，他已经习惯了监狱里的所有生活。当他得知自己即将刑满释放时，他变得不知所措了。他甚至尝试拿刀杀人，来避免自己被释放出去。最后，老布出了监狱，因为不适应监狱外的生活而自杀了。监狱里的环境肯定算不上舒适，那为什么老布不愿意出去呢？主要在于他的心理舒适区被打破。

舒适区是指熟悉的环境吗？当然也不是。很多人都认为跳出舒适区，就是跳出自己舒适的环境，比如换一个新的环境：出国深造，或者是换一个新单位。但是，很多人即使出国了，也没有出类拔萃，即使换了新工作环境，也没有取得非常好的工作业绩。为什么呢？虽然环境变了，但是属于你的那些过往并没有改变。

心理舒适区是指人们习惯的一些心理模式，是你感到熟悉、驾轻就熟时的心理状态，如果行为超出了这些模式，就会感到不安全、焦虑，甚至恐惧。

它不是某个环境或者区域，更准确地说应该是我们应对和处理事情的行为和习惯。当我们遇到一件事情的时候，我们往往有两个方面的应对：一是行为上的应对，比如，遇到困难时，是寻求解决办法，还是拖延。二是情绪上的应对，比如，是感觉精神抖擞还是焦虑恐惧。心理舒适区是你感到熟悉、驾轻就熟时的心理状态，在这样的心理模式下，很多事情都成为一种习惯，在习惯中养成一种惰性，处于这种心理舒适区域里人们会感到踏实，有安全感。而这种心理舒适区一旦被打破，人们就会感到各种不适应、不舒服，以及不确定性，因而会产生焦虑心理，产生恐惧不安、情绪紧张、缺乏安全感、睡眠障碍等症状。黎某之前的领导是一个擅长与员工打成一片、管理方式比较宽松的领导，在这样的领导面前，工作没有太大压力，也相对比较轻松。久而久之，黎某习惯了与这样的领导相处，习惯了这样的工作氛围与工作方式，也建立了自己的心理舒适区。而新领导到来之后，黎某对新领导的工作方式、领导风格都缺乏了解，一时还难以适应，特别是新领导的管理可能更严格一些，对工作的紧迫感更强烈一些，施加给员工的工作压力更大一些，就更是严重打破了黎某以往建立起来的心理舒适区。

知道了心理舒适区的本质，那为什么心理舒适区就这么难以改变呢？它到底有什么好处呢？

简单来说，心理舒适区带来的最大好处就是控制感。

控制感是人类需求的基本需要，也是人类安全感的来源。而走出心理舒适区则意味着，你要放弃原来的控制感，重新去寻找新的方式，这种新的方式会有不确定性，你需要去适应这种新的方式的不确定性，从而获得新的控制感。

2. 心理免疫 X 光片，走出心理舒适区

美国哈佛大学研究成人发展的心理学家——罗伯特·凯根（Robert Kegan）发明了走出心理舒适区的方法，叫作"心理免疫 X 光片"。凯根认为，就像人有一套生理免疫系统来排斥不属于身体的微生物一样，人的心理也有一套免疫系统，它会排斥我们采取的新的行为方式，以此来维持心

理结构的平衡和稳定。

心理免疫系统的本质其实是一套焦虑控制系统。

当我们用新的行为方式行事时，免疫系统会让我们感到焦虑，为了避免这种焦虑，于是我们又用回老办法，这个老办法就是我们的心理舒适区。而心理免疫 X 光片，能照出自己心里真正害怕的东西。

这个方法，一共有四个步骤：

第一栏：你的目标是什么？

第二栏：你正在做什么与目标相反的行为？

第三栏：这些相反的行为对你有什么好处？

第四栏：你内心的重大假设是什么？

人事调整，领导换了，有人欢喜有人忧，下属该如何和新领导相处，如何适应新领导的管理风格和模式？

作为像黎某这样的老员工，可以注意以下几点：首先，要摆正双方的位置。新领导虽是新人，但他处于组织的核心位置；老员工虽是老资格，但在组织中却处于被领导的位置。作为一名老员工，如果能够把这两个位置摆正，那么与新领导的相处与磨合就不是一件难事。其次，要积极主动地去适应新领导，而不能让新领导来适应你。任何单位更换领导，都是希望有所改革与变化，这必然会打破原来的旧模式，建立起新的管理模式，新领导就是改革的推动力，作为老员工，在新领导推行改革的过程中，必须和新领导同向而行，在工作中与新领导形成合力。然后，主动了解新领导的个性，让自己适应新领导的管理风格。领导也是有血有肉的人，有温和的，也有严厉的；有提倡亲情管理的，也有打造狼性团队的。每一个领导的不同之处，除了能力高低之外，还有不同的个性特征，从而也会形成不同的领导风格。作为下属，应当充分了解自己上级的个性特征与领导风格，才能在工作中与领导形成良性互动，完成各项工作任务。最后，就事论事地做好自己的本职工作。员工与新领导之间可以有磨合的阶段，不要抱怨，多实践，要养成尊重新领导的习惯。

人事调动是常事，不同的领导有不同的做事风格，当面对这些不同的时候，我们更应该调整自己，在我们以往的心理舒适区被打破时，准确、迅速地建立起新的心理舒适区。

二、心理冲突与角色心理

案例取材：历史人物

案例参考：《三国演义》

（一）案例介绍

公元 221 年，刘备在益州称帝后，以为其结拜兄弟关羽报仇为由，亲率大军数十万攻打东吴，史称"夷陵之战"。面对来势强劲的蜀军，孙权连战连败。当刘备攻下猇亭时，孙权大惊失色，手足无措。在向蜀国求和不成后，孙权听从幕僚的建议，决定派陆逊担任大都督，统率朱然、韩当、徐盛、潘璋、孙桓等部共五万人抗拒蜀军。陆逊是一位年轻的领导，他所领导的是一群老资格的下属。

从年龄大小来看。陆逊生于 183 年，担任大都督时，他刚好 38 岁。朱然生于 182 年，时年 39 岁。孙桓生于 198 年，时年 23 岁，比较年轻。其他人出生时间史书上记载不详。但从陆逊对孙权说"江东文武，皆大王故旧之臣；臣年幼无才，安能制之？"中可以看出，应该是有相当一部分将领的年龄在他之上。

从职务级别来看。夷陵之战前，陆逊为镇西将军，朱然为昭武将军，潘璋为振威将军，韩当、徐盛是偏将军，孙桓为安东中郎将。按照古代军衔，将官的级别从高到低依次是：大将军、骠骑将军、车骑将军、卫将军、征（东南西北）将军、镇（东南西北）将军、安（东南西北）将军、平（东南西北）将军、前将军、后将军、左将军及右将军等。所以，朱然、潘璋与陆逊同属一个级别。但是朱然和潘璋都是没正式编制的将军，不及陆逊的镇西将军实在。

从升迁经历来看。在夷陵之战前，孙权将陆逊由偏将军升为镇西将军，封侯，举茂才，镇夷陵防备刘备；将朱然由偏将军升为昭武将军，封侯，假节，镇江陵防备曹魏；拜潘璋为太守、振威将军，封侯。三人都封了将军和侯，但潘璋没有其他荣誉，陆逊有举茂才，朱然有假节。举茂才就是有提名权的意思，而节是皇帝的信物，在战时状态不必左请示、右汇报，可以直接斩杀自己军中触犯军令的士卒，在古代君王的所有授权方式中，这是规格最高的。鲁肃、陆逊担任大都督时，孙权同样给了他"假节"的待遇。另外，江陵一直是吴国的军事重地，之前周瑜、鲁肃、吕蒙都担当此任。所以，从这里可以看出，陆逊的职务级别高于大部分下属，与潘璋和朱然差不多，但实际地位和权力不及朱然高。

从资历和业绩来看。朱然曾随吕蒙讨伐关羽，与潘璋在临沮截击关羽。吕蒙临终时，孙权问继任者谁最合适，吕蒙推荐了朱然。于是吕蒙死后，朱然代替吕蒙镇守江陵。韩当相继辅佐孙坚、孙策、孙权三代，随孙坚攻打刘表时三十回合斩张虎；赤壁之战韩当为前部先锋，三江口之战韩当大破蔡瑁，后斩焦触，与周泰合力败文聘救黄盖；濡须口之战，韩当与周泰合力三十回合战平许褚；后随吕蒙奇袭荆州，战败关羽，可谓功勋卓著，是东吴的开国老将。徐盛随周瑜参加了赤壁之战、南郡争夺战，后随孙权参加了合肥之战，随吕蒙参加了袭荆州之战，工作经历非常丰富。潘璋部下司马马忠擒获关羽、关平及都督赵累等，业绩也不错。陆逊在此之前曾取得不少战功，特别是曾献计帮助吕蒙白衣过江智取荆州，确实算得上是一个有才能的人，但其战功与资历与其他几位相比，还是逊色不少，特别是缺乏领兵打仗的工作经历，由他来担任大都督，这就好比一个从没有做过技术工作的销售要转岗担任技术部经理。

从与老板的关系来看。朱然曾与孙权一起读书，关系密切。《三国志·吴书》中有记载与孙权一同读书的，只有朱然和胡综二人。朱然之于孙权，犹如周瑜之于孙策。这一段少年的感情，让两人知根知底，可能是后来孙权对朱然如此关心的原因之一。孙桓是孙权的侄子，陆逊是孙权的侄女婿，两人相比，陆逊与孙权的关系还是隔了一层。从这里可以看出，陆逊与孙权的关系还不错，但并不及朱然和孙桓那般铁。

从影响力与知名度来看。大敌当前，孙权首先并没有想到起用陆逊，而是阚泽向孙权提出陆逊是吴国的擎天之柱。而张昭认为陆逊乃一介书生，恐非刘备对手，不可用。当刘备听说东吴派来陆逊执掌三军与其对峙时，便问道："陆逊何如人也？"这说明，陆逊在吴国的地位和威望并不高，他的军事指挥才能并没有得到大家的认可。

综合以上分析，陆逊虽然年龄与部分下属差不多，职务也不算低，但其资历、业绩、地位与影响力均不及其下属，属于年轻领导管理老资格下属的情况，因此要驾驭他们也并非易事。那么，他是如何取得成功的呢？

（二）心理分析

干部在职务发生改变时，如不能适应新岗位的要求，往往会有心理冲突，所以，工作角色必须随职位或岗位的变化而改变。

在工作中经常会出现这样一种情况：新上任的领导是一位年轻的后起之秀，资历较浅；而他的下属则年龄较大，资格老，政绩不错。当他们成为上下级关系时，问题可能会产生：老资格的下属不服年轻领导的管理，对他的能力不信任，对工作安排不配合、不服从。这时，年轻领导的权威受到了质疑和挑战，上下级的关系变得越来越僵，工作推进遇到阻力，严重的甚至年轻领导当不下去。那么，在这种情况下，年轻领导该如何去有效管理好老资格的下属，取得他们的信任，调动他们的积极性？这是管理中的一个重要课题，也是一个难题。

作为年轻干部，如何才能领导好这些"老资格"下属呢？

1. 要有明确的权力

领导如果没有权力，就好比折了翼的雄鹰，是飞不起来的。陆逊作为空降兵，专业不对口，职务不比他们高，如果没有权力，是管不住这帮老臣的。陆逊也非常清楚这一点，所以他并没有立即接受孙权的任命，而是采取委婉的方式向孙权索要更大的权力。

他对孙权说："江东文武，皆大王故旧之臣；臣年幼无才，安能制之？"

孙权表示：阚德润以全家的性命为你做担保，我也一直知道你的才能。

今天封你为大都督，你就不要推辞了。

陆逊说：如果文武百官不服，我该怎么办？

孙权于是取出自己的佩剑交给陆逊："如有不听号令者，先斩后奏。"

陆逊还是没有接受，继续对孙权提出要求：希望大王于来日会聚众官，然后赐臣。

于是孙权命人连夜筑坛，大会百官，请陆逊登坛，拜为大都督、右护军镇西将军，进封娄侯，赐以宝剑印绶，令掌六郡八十一州兼荆楚诸路军马，并对陆逊说："阃以内，孤主之；阃以外，将军制之。"意思就是说，外面打仗的事情，都是你陆逊说了算。

陆逊获得的授权，比周瑜、鲁肃、吕蒙还要高，如此高规格、重分量的任命，使陆逊的权力与地位完全在朱然、韩当等人之上，这是他能成功领导他们的重要基础。

2. 要有宽广的胸怀

陆逊刚开始担任大都督时，朱然、韩当、徐盛、潘璋、孙桓等下属，有很多是孙坚、孙策的老部下，有的是贵族出身，他们都瞧不起陆逊，不服从他的命令。但是陆逊并没有因此向孙权打小报告检举揭发这些事情，而是通过各种方式来说服和影响这帮下属，比如他亲自到各关隘口抚慰将士，命令他们坚守不出。

孙权听说战争中众将领对陆逊不大服气，便问陆逊：有人不服从命令，你为什么不报告我呢？陆逊回答：我受你的恩惠深重，所承担的责任超过了我的才能。他们有的是您的心腹，有的是您的得力助手，有的是功臣，都是国家需要用来共同完成大业的人，我应当学习蔺相如和寇恂谦让之义，为了国家和衷共济。孙权听后，对陆逊的博大胸襟更赞不绝口，加拜陆逊为辅国将军，领荆州牧，改封为江陵侯。

这件事情，体现了陆逊包容大度的博大胸怀，这也是他的聪明之处。他知道，虽然自己是大都督，但是领兵打仗还得依靠这帮将领。所以，作为新上任的年轻干部，即使老资格的下属对自己不服，有怨言，这也是正常的，要多包容理解，多尊重他们，要通过各种方式去说服和感化他们。

3. 要有魄力

听说孙权派陆逊担任大都督时，韩当、周泰等老干部都惊呆了：老板怎么派一个书生来带兵呀？当陆逊到达军营时，"众皆不服"，陆逊升帐议事，"众人勉强参贺"。陆逊的权威受到极大的挑战。

第二天，陆逊传下号令："教诸将各处关防，牢守隘口，不许轻敌。"众将都笑他胆小懦弱，不愿意坚守。

第三天，陆逊对各将领说：昨天我已三令五申，命令你们在各处坚守，但你们都不遵守我的命令，为什么？韩当提议要早定计策，调拨军马，分头征进，要与蜀军决一死战。众将均附和。

陆逊听完以后，拔出孙权所赐宝剑在手，大声说道："仆虽一介书生，今蒙主上托以重任者，以吾有尺寸可取，能忍辱负重故也。汝等只各守隘口，牢把险要，不许妄动，如违令者皆斩！"

通过三令五申自己的命令，陆逊以极大的魄力成功地稳住了朱然等下属，最终使他们听从他的指挥，坚守阵地，没有轻举妄动。

4. 要有定力

陆逊有一个特点，就是不盲从、不浮躁，沉得住气。起初，孙桓分兵到夷道讨伐刘备的前锋，被蜀军包围，他向陆逊求救，陆逊不答应去救他。诸将说："孙将军是公侯，被包围处境已经很困难，为什么不救？"陆逊说："孙将军在士兵中很得人心，城池牢固，粮草充足，没什么值得担忧的，等我的计策实行了，即使不去救他，他也会自然解围的。"后来，按照陆逊的计策，蜀军果然崩溃逃走。孙桓后来见到陆逊说："先前我的确抱怨您不来相救，今天才知道您确实调度有方。"

在此期间，蜀军频繁挑战，吴军将领都按捺不住多次要求出战迎击，陆逊总是耐心劝止，要求他们坚守不出，目的就是要使蜀军松懈戒备、疲惫不堪。各位将领都不理解，以为陆逊胆小畏敌，因此都怀恨在心。但陆逊仍沉住气不予理睬，并亲自到各关隘口抚慰将士，命令他们坚守不出。

后来刘备在山谷设伏兵一千人，令吴班平地扎营，企图诱吴军出战。此计被陆逊识破，他仍命令部队不予出战。但诸将却都要求出击，陆逊说：

"这其中肯定有诈，先观望一段时间再说。"刘备见此计不成，便率八千伏兵从谷中撤出，众将领这才佩服陆逊的谋略和沉稳。

作为年轻领导，如果下属不服从管理，挑战自己权威，大多数人会按捺不住，迫切地想通过取得业绩来证明自己的能力。这时，就容易产生冲动、冒进心理，从而导致错误发生。而陆逊却很好地克服了这一点，沉着、冷静、不冲动，这也是他的谋略得以成功的因素之一。

所以，作为一名空降到前线担任大都督的年轻领导，陆逊通过获得较高的授权，凭借自己极大的魄力、远见的谋略、博大的胸怀、冷静的思考，成功地领导了一批比自己资格要老、地位要高、经验要丰富、业绩要突出的下属，并取得最终胜利。这对今天我们的年轻干部管理老资格下属具有很好的借鉴意义。

俗话说："十个指头有长短，荷花出水有高低。"这是客观存在的现实问题。在一个单位中，各位领导能力各有大小，水平各有高低，性格各有差异，在领导工作中比较容易发生角色冲突。如果冲突不能及时得以解决，就有可能形成领导班子的不团结，各拿一把号，各吹各的调，互不买账，各自为政；就有可能导致领导之间的钩心斗角、争权夺利，相互抱怨，矛盾丛生等。如某部门领导班子中配有两名领导，正职年轻能力强，副职年长能力也很强。由于两者工作关系协调不好，互不买账，最终组织上只得采取调开的办法才初步平息。领导角色冲突，虽有体制机制和上级部门的监督管理方面的因素，但根本上还是由于争权夺利所引起的角色冲突。如不及时解决，就有可能将小矛盾酿成大冲突。年长的干部如何化解与年轻领导之间的角色冲突，可以从以下几方面着手。

第一，学会宽容。海纳百川，有容乃大；壁立千仞，无欲则刚。宽容是气度，是胸怀，是心态。适度的宽容能有效地化解矛盾，解决角色冲突，有利于身体健康。而过于苛求别人或苛求自己的人，必定处于紧张的心理状态之中，危害身心健康。

第二，停止抱怨。相互抱怨只能使小事扩大，矛盾加剧，怨恨加深。笑对青山山亦笑，哭临碧水水亦哭。种瓜得瓜，种豆得豆，种下怨恨的种子，你将收获怨恨；种下尊重的种子，你将收获尊重。所以，与其诅咒黑暗，不如点亮灯盏。

第三，求同存异。古人云：君子和而不同，意思是要求同存异，大事讲原则，小事讲风格。对一个领导班子而言，每个干部都应牢固树立顾全大局、求同存异的思想观念，坚决杜绝各自为政的现象。干部不能总是为一些小事情去斤斤计较、扯皮吵架、大动干戈，更不能为了私利和个人恩怨对持不同意见者耿耿于怀，旧账新算。否则，角色冲突将无法得到有效解决。

第四，自我调节。解铃还须系铃人，充分发挥领导角色的自我调节作用。应当肯定，每个领导班子或领导角色都具有一定的自我调节功能，各位领导都应积极主动地解决问题，把矛盾消解在内部，把冲突解决在自身，这是解决角色冲突的有效途径。当然，也不能因此而掩盖某些矛盾和冲突，一旦到了自我调节不了的时候，就应该不可回避地把矛盾揭露出来，以求得上级组织的及时帮助并加以解决。否则，若长期搁置矛盾，悬而不决，角色冲突将更加难以解决。

三、人际交往与戒备心理

案例取材：真实人物

案例参考：心理咨询案例改编

（一）案例介绍

来访者张某，女，29岁，某机关单位的公务员，副科长，年度体检报告显示身体状况良好，因职场人际关系困境来咨询。

来访者：我，最……最近很害怕。心里不踏实，前段时间我们部门领导换人了，我害怕原来的科长迫害我，我觉得她怀疑是我在背后搞鬼让她下台；我害怕新科长整我，因为我和新科长有矛盾。其实我根本不知道为什么要换科室领导，我从不问这些事……

心理咨询师：那你怎么觉得科长要害你呢？

来访者：她们两个人经常坐在一起嘀咕，有一次我去科长办公室，她们两个人看见我进去了立马就不说话了，肯定是在说我的坏话，商量怎么害我，怕我听见。

心理咨询师：如果她们在说别的事情，实际上与你无关呢？

来访者：不可能，我上班时经常听到她们俩议论我。她们还派同事监视我，呼啦啦一群人，我坐公交车她们也坐，我骑自行车她们也骑，有时我实在害怕就让我爸爸开车来接我，照样有同事开车尾随我。现在我都无法上班了，上班时我说什么同事就学什么，故意要看我的笑话，她们为什么都要和我作对呢？我头都要炸了。

（二）心理分析

由于受到传统文化思想和伦理关系的深刻影响，如何有效应对和妥善处理人际社会关系，已成为当下人们生活和工作当中的一项重要内容。这一点对于广大干部而言，更是如此。有些干部认为，真正的知心知己少之又少，而很多的所谓"朋友"大都是流于表面。于是形成了一种诸如"见什么人说什么话""明枪易躲而暗箭难防""防人之心不可无"的不良交际氛围。这种扭曲的、微妙的人际社会关系，进一步加剧了干部的心理困境，同时也在一些干部当中形成了所谓的"交往戒备心理"，案例中的来访者张某就属于这种情况。

所谓的交往戒备心理，是指在人际社会交往的过程中，由于某些消极负面的心理因素的影响，所形成的一种不切合现实、不太理性的心理偏执状态。由于这种心理偏执状态的长期存续和不断扩散，使一些干部与上级领导或是单位同事进行交往时，容易主观歪曲或是臆测交往对象所发出的各种信息，这会严重影响职工间的正常交往关系的建立和发展。归结起来，当前交往戒备心理主要表现在：

1. 猜忌心理

有的人对他人的言语和行为过分在意和过度敏感，满腹猜疑、顾虑重重、瞻前顾后，总是认为所有人都是靠不住的，且把他人的一举一动意会为是带有一种针对自己和涉及自己的特性。案例中的来访者张某就存在这种猜忌心理，这种猜忌心理容易在那些人际关系当中受到过严重挫折的人中产生、形成和蔓延。其实，在人与人的社会交往过程中，尤其是与陌生人的初次交往中，人们常常会习惯性地、不自觉地抱有一种戒备心理，这也是人之常情。不过，如果就此总是猜疑不断、忧心忡忡，久而久之，不仅很难建立良好和谐的人际关系，还会进一步挫伤他人的情感积极性。

2. 孤僻心理

有的人不能很好地融入单位的工作环境中，难以和同事或是周边人群"打成一片"，从而表现出不随和、不合群等情况。一般而言，导致这种孤僻心理的主要原因有三个方面：其一，一些人抱有自恃清高、自命不凡的心理，不愿意甚至是耻于和他人为伴、为伍。偏执地、习惯性地把他人的言语和行为视为是庸俗的、肤浅的和低级的，因而表现出不愿意被接近、不屑于交往的心理，也就形成了自己独来独往、孤立孤僻的局面。其二，有些人抱有谦卑过度的心理，总是认为自己"这也不是，那也不是"，甚至是一无是处，久而久之也就形成了不敢与他人交往的心理，从而人为地孤立了自己。其三，有些人自身带有一些不良的言行、品行或是习惯等，比如言语庸俗、举止粗鲁等，从而使得周边人始终无法完全接受他，进而影响到自己的人际关系。

3. 封闭心理

有的干部习惯于把自己的真情实感和真正想法掩盖起来，不愿意对同事、朋友、亲人敞开心扉，不能够以诚相待。还有一些干部深受社会错误观念和不良社会风气的影响，如"逢人只讲三分话，不可全抛一片心"等。以至于他们对任何人都深度地不信任，对任何人、任何事情都过分地谨慎和小心。这种戒备心理，实际上是一种"心理防御机制"，它不仅会严重阻碍一些干部正常的人际交流，还容易降低他们的社会交往程度与自我表现程度。

4. 敌意心理

这里的"敌意"并不是一般意义上的"猜忌心理"，它在本质上是属于一种人际交往障碍。由于干部通常面临着社会压力、工作压力、家庭压力，因此有的干部常常怀有极端的不正常心理。这种不良心理主要表现在总是认为其他人在千方百计地寻找各种机会来算计自己、谋害自己。因而把人与人之间的正常人际关系，偏执地认为是尔虞我诈、逢场作戏而已，从而逃避甚至隔绝了与他人的沟通和交往。这主要表现为在工作中显得焦虑紧张、戒备多疑、对立抵触和冷淡麻木等。

在人与人的交往关系中，有正向积极的关系，也有负向消极的关系。人际关系的好坏对人的心理健康有很大的影响。现代组织越来越重视组织内部的人际沟通，它将成为 21 世纪管理学非常重要的内容之一。

每个组织，都是由形形色色的人构成的纷繁复杂的人际关系群体，尤其对于干部而言，每天日常工作的各个环节都离不开沟通。若上下级及同事之间不能进行正常的思想交流，不但会使组织信息链条中断，与他人之间的关系疏远，影响整个组织内部团队精神的产生，还会影响干部的情绪状态和心理健康。很难想象，一个人心涣散、人员之间相互猜疑的组织能在激烈的竞争环境中有所发展。因此，我们一定要摆正心态，克服消极的交往戒备心理，坦诚内心，真诚交往，促进身心和谐。

第四部分　家庭篇

不成熟的爱是因为我需要你，

所以我爱你；

成熟的爱是因为我爱你，

所以我需要你。

——艾瑞克·弗洛姆（Erich Fromm）

背景知识

兰尼说："一个美满的家庭，有如沙漠中的甘泉，涌出宁谧和安慰，使人洗心涤虑，怡情悦性。"先有千百万个家庭的幸福安康，才能有国民体质和精神面貌的总体提升。

天下之本在家。党的十八大以来，习近平总书记高度重视家庭建设问题，在许多场合做出一系列重要论述。他指出，不论时代发生多大变化，不论生活格局发生多大变化，我们都要重视家庭建设，注重家庭、注重家教、注重家风。他特别强调"干部要讲政德"，并明确要求把家风建设摆在重要位置。进入新时代，弘扬家庭美德，既是干部道德建设的内在要求，又是引领社会新风尚的责任担当。

（一）把握家庭美德的内涵要求

每个中国人对家的感情都是朴素的，中华民族家庭美德更是一脉相承。自古以来，"有德"是对官员群体的特殊要求，形成了良好的"官德"传统。

重家庭，涵养家国情怀。家是最小国，国是千万家。中华文化历来尊奉家国同构的理念，把"小家"和"大家"的前途命运联系在一起，展现出厚重的家国情怀。国家好，民族好，家庭才能好；反过来，只有家庭这个"细胞"好了，社会才能好，国家才能好，民族才能好。干部注重家庭，就是要继承发扬优秀的家文化，坚守这份家国情怀，认识并发挥好家庭的重要地位和作用。

从家庭与社会和个人的关系来看，没有健康的家庭生活，便没有健康的个人与健康的社会。什么样的家庭才是一个健康的家庭？如何建立一个健康的家庭？综合众多研究发现，一个健康的家庭应具备以下几个方面的特征：

1. 家庭成员对家庭能认同、有默契与承诺

一个健康的家庭，其家庭成员互相合作、鼓励与支持，并重视家庭生活，即使是牺牲个人爱好或减少工作时间，也要维护家庭的幸福。

一个健康的家庭，有其共同目标，而目标的拟定是家庭成员共同商讨决定的；健康家庭的目标，具有弹性，并非一成不变，而是能因外在环境的变化不断修正。对目标的达成，成员能彼此互相妥协与承诺，并努力实践。健康的家庭，其成员在认知上会有一定的认同感，并对自己的家庭感到骄傲。

一个健康的家庭，夫妻之间忠贞不渝，彼此互相尊重、信任与诚实。一个美满的婚姻，是配偶彼此之间都觉得对方是"世界上独一无二，不可或缺的"。

2. 注重安排家庭活动

无论多么忙碌，一个健康的家庭都应该控制时间，而不被时间所控制，

并设法安排家庭时间。这种家庭聚会并非偶然发生，而是有计划地进行。例如参加社会活动、打扫卫生、做饭、一起用餐或家庭旅行等。健康的家庭，能够提供成员们情绪上的支持及安全感的保证。

3. 家庭成员互相接纳、尊重、欣赏、赞美与鼓励

健康的家庭，其成员在认知上彼此承认个别差异，在情感上有一种内在的亲近感，无条件地彼此互相接纳并相互尊重、相互欣赏和鼓励。许多研究结果也提出"欣赏是婚姻的润滑剂"，"欣赏对方的优点就是带给自己的快乐"。

4. 家庭成员之间有良好的沟通方式

健康的家庭中，每个成员都有倾听对方说话与理解对方的修养。不健康的家庭，往往在沟通时有"当耳边风"或"对牛弹琴"的现象。当然健康家庭并不是绝对没有冲突、抗衡或争吵，而是他们强调解决冲突的方法，彼此都有选择的余地。健康的家庭强调夫妻间平等的关系。

良好的沟通不仅传达信息，而且对信息做出反应。沟通的内容包括非口语式的信息。健康的家庭允许成员们自由地表达喜怒哀乐。在健康的家庭中，家人们能自由地表达他们的意见，而不必担心将被责备、讥笑或阻止。但是，健康家庭沟通时也要注意到表达情意的用词，注意到"说者无意，听者有心"的后果。

5. 健康家庭具有处理困境的有效机制

每个家庭都有其独特的困扰，也就是所谓的"家家有本难念的经"，健康的家庭也不例外。只不过他们能够有效解决问题或面对压力，他们能认识困境，在困境中能做到同舟共济，彼此支持、鼓励，随时接受"再社会化"，态度倾向于解决问题而非互相指责。

重家教，突出道德品行。家庭不只是人们身体的住处，更是人们心灵的归宿。众所周知，家庭是人生的第一所学校，父母是孩子的第一任老师。在家庭成员的人生历程中，所在家庭具有根本、持续而又深刻的影响。家长特别是父母对子女的教育，在子女成长中埋下最初的种子，将影响其一生。可以说，我们每个人身上，都有着深深的家庭教育烙印。干部作为弘

扬家庭美德的表率者，要更加注重对家庭成员的品德教育，既要有温情，更要严约束。

重家风，做到勤廉齐家。家风是一个家庭代代相传沿袭下来的文化风格，体现家庭成员精神风貌、道德品质、审美格调和整体气质，是社会风气的重要组成部分。古人云，"积善之家，必有余庆；积不善之家，必有余殃"。事实反复证明，家风好，家道兴盛、和顺美满；家风差，难免殃及子孙、贻害社会。干部培育好家风，要突出"勤""廉"二字，如习近平总书记指出的那样，"要做到廉以修身、廉以持家，培育良好家风，教育督促亲属子女和身边工作人员走正道"。只有这样，干部才能以好家风涵养好作风，带动社会风气整体向好。

（二）重视家庭美德建设

干部的一言一行、一举一动都受到周围人的关注，而且对周围的人会产生巨大的影响。在家庭生活中，干部要注重自身的家庭美德修养，正确处理夫妻关系、亲子关系、兄弟和姐妯关系等。

1. 夫妻关系

干部由于在政治、经济、社会中的重要地位和特殊作用，在家庭生活中必须处理好夫妻关系。其夫妻关系和谐与否，不但制约和影响着本家庭其他关系处理的状况及家庭的幸福和稳定，而且还影响着其他家庭。建立和谐的夫妻关系应注意以下两点：第一，夫妻应在共同生活的过程中发展完善各自的个性。夫妻相处，不能仅仅是角色间的交往，不能仅仅是履行丈夫、妻子的责任和义务，还应以自己的思想、情感、性格进行全身心的真诚的互动。现代社会新型夫妻关系的一个基本特征，就是夫妻各自保持个性的完整和独立，并能在互动中得以充分体现和进一步完善。第二，夫妻关系调适要把握好容纳度。容纳度是夫妻关系调适的基本原则，它是指夫妻在共同生活中，通过不断的调适而形成的，以相互尊重、理解、信任为基础的，对对方的思想、态度乃至行为习惯的接受、容忍的限度。它包含着夫妻处理相互关系的两个相辅相成的基本要求：既要有谅解、容忍对方的胸怀，又能够把握谅解、容忍的限度；既尽力创造、发展夫妻在婚后生活中的最大的自由空间，又不使活动越轨，能够把它控制在双方均能接受的范围内。建立和谐的夫妻关系是中国家庭美德的基本要求，干部要注重这方面的修养，牢牢把握生活的"度"，自重自警，正己正人①。

2. 亲子关系

在处理好夫妻关系的同时，还要处理好亲子关系。亲子关系也是家庭关系的重要组成部分，要认识到，对父母应承担赡养的责任，对子女应承担抚育的义务，这也是当代中国家庭美德的基本要求，我们的干部不能因为其身份和地位的特殊性而有所偏颇。在处理亲子关系中，对父母应该以敬为孝，体贴关怀；对子女应该以教为养，全面关心。干部绝不能因自己地位的特殊而对父母不敬不孝，相反，应因自己特殊的地位而模范遵守家庭美德的要求。干部在我国政治、经济、社会中的地位和作用特殊，他们的言行和形象对周围人的影响很大，容易把家庭个人行为转变成社会行为，容易把良好的家风转变成文明的社会风尚，提高社会文明程度。教育子女是一个长期的过程，做父母的虽然涉世深远，阅历丰富，但在此过程中，也不能对子女动辄采取抱怨、斥责态度，对待子女的过失、错误要采用协商的口吻耐心说服教育。如果在教育过程中，子女一时想不通，要耐心等待，反复地、深入地、细致地进行教育，也可以采取提建议、共同讨论、介绍有关参考资料等方式，启发他们的自觉性，提高其正确认识和处理问题的能力。对子女的教育重在通过引导，使其深刻认识自己的错误，达到自我改正、自我教育的目的。

3. 兄弟、妯娌关系

兄弟、妯娌关系是由具有同一血统的家庭成员及其配偶所形成的家庭生活关系，是家庭亲属关系的重要组成部分。兄弟和气、妯娌亲密，于家有益、于邻有利。兄弟之间团结友好，妯娌之间和睦相处、互相帮助、彼此合作、民主治家，有助于建立民主、和睦、团结的大家庭。在处理这两

---

① 凉风. 干部要重视家庭美德建设 [J]. 领导科学，2002（5）：44.

种关系时，切忌"一言堂"的做法。

在家庭美德建设过程中，我们的干部若能正确处理以上这些主要关系，以身作则，以身示范，充分发挥其模范带头作用，再加上各级党组织的高度重视和科学领导，一定能够使家庭美德建设工作迈上一个新台阶。

一、"铁娘子"与传统女性角色期待

案例取材：真实人物

案例参考：邢婷婷.一本糊涂账，一份糊涂爱，带来一个家庭的悲剧[EB/OL].中央纪委监察部网站：http://www.ccdi.gov.cn/jdbg/chyjs/201604/t20160406_156122.html.

（一）案例介绍

这是 D 省经信委原副主任高某在接受组织审查期间一段发自内心的忏悔："每当夜幕降临，瞅一眼这里美丽的夜景，都会想起自己和爱人为事业和家庭付出的心血。是自己亲手毁掉了一切。如今不但失去了自由，失去了自己热爱的事业，丧失了为党和人民工作的权利，还连累了亲人。真为自己的所作所为而羞愧！"[1]

2014 年 7 月，高某被开除党籍、行政开除。2014 年 12 月，D 省某市中级人民法院一审判决高某受贿 134 万余元，犯受贿罪，判处有期徒刑 9 年。

刚走上领导岗位时，高某还是一个自律意识很强的人。对一些开发商送来的现金、购物卡，她或直接拒绝，或上交单位，或当着开发商的面，以开发商的名义直接捐给学校、福利院。

从开始直接拒绝开发商的钱物，到偶尔收取小额现金都脸红心跳，发展到后来收取高额财物也能坦然面对。是什么，让高某逐渐放松警惕，放

---

[1] 邢婷婷.一本糊涂账，一份糊涂爱，带来一个家庭的悲剧[EB/OL].http://www.ccdi.gov.cn/jdbg/chyjs/201604/t20160406_156122.html.

弃做人为官的底线？

仕途顺利，骄横之气不断滋长；心态失衡，贪图享乐的欲望愈来愈烈

与高某共过事的人，都这样评价她：高某干练精明有能力，是个女强人。

20 世纪 80 年代初，高某从大学毕业后，回到家乡，被分配到 B 市房管局工作。20 世纪 90 年代初，正是住房改革深入推进的关键时期，B 市经适房及城市建设任务异常繁重。作为当时 D 省为数不多的建筑行业毕业生，高某大有用武之地。那几年，她从早到晚忙工作，甚至晚上还常常去工地现场查看。短短几年时间，一系列 B 市的标志性工程建设竣工完成。过硬的专业素养，加上干练的工作风格，高某的事业顺风顺水。2002 年，高某被提拔为 B 市房产管理局副局长，一年后升任局长，走上重要领导岗位。

强烈的事业心，争强好胜的个性，精明干练的工作作风，成就了高某。但随着职务的升迁，高某的骄横之气不断滋长，听不进去别人的意见。"有些飘飘然而放松了对自己的约束。"在工作中，她总以为只要自己的想法和做法对发展有利就是对的，喜欢将自己的想法和意见强加于别人。生硬的工作方式方法，久而久之使高某的性格和脾气变得更强硬而急躁。

一本糊涂账："为丈夫提供更多财富，以弥补对丈夫和家庭的亏欠"

任 B 市房管局局长期间，对于房管局负责的工程交给谁去开发，高某有绝对的决定权。当时还是 B 市房管局下属单位负责人，现已是 D 省某房地产开发公司总经理的王某深知这一点。2003 年，王某通过高某打招呼，获得了某工程项目。此后，王某"知恩图报"，为高某送上了面值 1 万元的新华百货会员卡。在高某的持续关照下，王某顺利承揽工程，又先后为高某送上几万元的钻石项链、男士高级手表等。

一次次"孝敬"，王某渐渐成为高某心中"值得信赖的人"。只要是王某看重的工程，高某总会尽心尽力成全他。2007 年 3 月，高某调任大武口区任区长半年后的一天，王某又专程赶到高某办公室，以感谢高某在其承揽 B 市某经适房小区建设工程中的帮助为由，送给她一张存有 10 万元人民币的银行储蓄卡，并希望高某今后能继续支持其公司发展。从 2004 年至 2006 年，王某先后四次找各种机会，送给高某人民币 18.4 万元，美元 2000 元。

在收下王某存有 10 万元的银行卡后，高某的内心曾惴惴不安，她把这件事情告诉了丈夫林某。这时，如果最亲近的人能站出来坚决反对，今天的高某可能就会面临不同的结局。可惜，林某不仅没有反对，反而鼓动高某分三次将钱全部取出，用于购买银行理财产品。

慢慢地，高某收受礼金、钱物的胆量越来越大，面对开发商送来的高额财物也越来越心安理得。

高某与丈夫是大学同学。因为爱情，丈夫放弃留在大城市工作的机会，追随高某来到 D 省。论才智论能力，高某认为丈夫都比自己强。但也许是时运不济，丈夫的事业远不如自己顺利。随着高某事业的不断上升，她对家庭的照料越来越少，女儿的学习成绩不尽如人意。对丈夫、对家庭的负疚感成为高某的心病。

如何缓和家庭日益尖锐的矛盾，夜深人静时，高某反复思考。考虑的结果是：待到自己位更高、权更重时，丈夫自然会更尊重她。短时间内，只能为丈夫"提供"更多财富，以弥补对丈夫和家庭的亏欠。而丈夫林某也认为，自己跟着妻子来到 D 省，牺牲太多，从高某身上得一点经济补偿也理所应当。慢慢地，夫妻俩在利用高某手中权力帮朋友、为自己捞好处上达成了共识和默契，高某成为丈夫眼中"最识时务"的明白人。

一份糊涂爱：丈夫的"铁哥们"，妻子犯罪的"导火索"

丈夫为人"热情、仗义"，只要"朋友"有求，就会尽力帮忙。而丈夫时常念叨要帮忙的"铁哥们"，是两个建筑行业的私企老板。

2005 年下半年，某房地产公司董事长席某听说 B 市房管局有块土地正在寻求合作开发，就让高某的丈夫帮忙促成合作开发事宜。随后，在高某的安排下，席某的公司与 B 市房管局顺利签订了开发合同。后来，为将按规定一次性应付清的 2000 多万元土地转让费变更为分期付清，席某再次找到高某的丈夫请求帮忙，同样得到了高某的关照。项目开工后，席某为表示感谢，从公司拿了 20 万元现金到高某家。当时在家的林某并未收下，而是说以后有事再说。

2009 年夏天，高某看上一辆轿车，林某便通知席某来给"参谋参谋"。"参谋"完后，席某结了十几万元的车款，并以高某丈夫的名义办理了手续。这辆车一直由高某使用，直到案发。2013 年夏天，林某又打电话约席某来到刚购买的新房里，说是让"参谋"一下怎么装修。席某心知肚明，带着高某丈夫来到自己公司的家装集成展示馆挑选。随后，席某为高某的新家安装了成本为 10 万余元的两套衣柜和一套橱柜……

对这一笔笔巨款的来历，高某心知肚明。但出于补偿家庭的考虑，她选择了回避和默许。而正是丈夫的"铁哥们"，成了高某走上犯罪道路的"导火索"。

接受组织审查期间，高某曾说，家里购置新房时，丈夫前后拿出 160 万元现金支付房款。她心知肚明，靠两个人的积蓄，一下子拿出一百多万来买房，是不可能的事。她不敢追问现金来源，因为"想起来就很可怕"。

（二）心理分析

每一位干部都有自己的社会角色，在家中为人夫或为人妻，为人父或为人母，为人子或为人女。不同的角色对人有不同的要求和期待。这些不同的要求和期待往往会带来一些矛盾与冲突，也就是角色冲突。有时处理不好就会引起心理紧张，产生心理压力，损害身心健康。

案例中的高某因为长时间忙于事业，疏于对家庭的照顾，觉得自己亏欠丈夫太多，对丈夫怀有深深的内疚感，便任由他伸手收别人的钱、尽情地享受生活。高某糊涂地以为，这就是对丈夫和家庭的弥补。这种扭曲的补偿心理将高某与其丈夫一步步带入深渊。慢慢地，夫妻二人在权钱交易中更加肆无忌惮，将手中的权力和职务便利作为满足私欲的工具，大肆捞财，接受巨额贿赂。

夫妻，本应成为事业上、生活中相助相携的伴侣，然而高某和丈夫却没有把事业的发展、家庭的和谐以及手中的公权界限划分清、打理明，将感情与原则混淆。高某错误地以为，多为丈夫和家庭提供些物质帮助，这是缓和家庭关系、缓解夫妻情感危机的一个有效途径。一本糊涂账，一份糊涂爱，换来的却是一个家庭的悲剧。

目前，由于受传统文化、政治生态环境和身心发展特点的影响，女性干部的家庭情感和谐度受到较大影响。

1. 拨开女性干部家庭情感危机的外衣

（1）职业发展错位 心理失衡

几千年以来，人们都认为，女性结婚以后，应该回归家庭：男主外，女主内，是中华民族的传统美德，是社会分工的天然使然。于是，"女子无才便是德""贤妻良母"成为社会评价女性价值的唯一标准[①]。这些根深蒂固的传统观念，并没有因为女性越来越多地走出家庭承担了更多的社会责任而改变。尤其是对于女性干部而言，不仅家庭要求她们"相夫教子""持家奉老"，社会也会用一把双面尺对其做出评价：工作上能否胜任，只有能力之别，没有性别之分；家庭生活中是否夫唱妇随、母慈子孝，二者不可偏废。女性干部既要上得了厅堂，又要下得了厨房。尤其是当妻子的领导职务高于丈夫时，如果丈夫依然固守传统观念不变，一方面，丈夫由于职业发展中价值感的丧失（以妻子为参照系），自尊心面临巨大挑战，并因较多地承担了家庭事务导致心理失衡，容易对妻子心怀不满；另一方面，妻子由于忙于工作占用了更多的精力，无法更好地实现家庭的角色功能，再加上心理失衡的丈夫"无事生非"，使得女性干部心理上会承受更大的压力。对此，女性干部常常有心无力、分身乏术、顾此失彼，一旦处理失当，家庭生活和夫妻情感就会遭到影响。

（2）社会舆论压力 危及夫妻情感

虽然渐趋优化的政治生态环境为女性干部提供了用武之地，但相对于男性干部而言，受性别歧视和传统偏见的影响，女性干部职业发展的空间

---

① 金家飞，徐姗，王艳霞. 角色压力、工作家庭冲突和心理抑郁的中美比较 [J]. 心理学报，2014，46（8）：1144–1160.

和机会仍然不多。不平等的晋升机会使女性干部承受着巨大的竞争压力，只有少数佼佼者才可能有更大的发展空间。女性干部不仅要与众多优秀的男性干部共事，而且在多数情况下还要受到上级领导的赏识，才有晋升的机会。为了争取更多的职业发展机会，女性干部不仅要投入更多的时间和精力到工作中，以胜任现有的岗位要求，还要非常用心地处理好工作中方方面面的人际关系，尤其是与男性干部之间的关系。稍有不慎，社会舆论就可能会将她的成功归因于她与上级或拥有权力资源的人物之间的亲密关系，甚至是非正常关系。尤其是那些有着男性上级的漂亮的女性干部，更容易被无端猜疑。身陷困境中的女性干部虽然坚信"清者自清""身正不怕影子歪"，但这些流言蜚语不仅会影响其政治进步和事业发展，还会给其心灵带来伤害，危及家人尤其是夫妻间的情感。与此同时，在与男性干部的交往中，女性干部可能会不自觉地将其与丈夫进行比较，希望自己的丈夫在某些方面能够像男上级一样优秀，这可能会在无意之间对丈夫造成一定的情感伤害。

（3）职场事务繁重 挤压亲情关系

现代社会对女性干部有着更高期待，如果没有足够优秀，就不会有更好的职业发展。女性干部唯有付出更多努力，像男性干部那样优秀，甚至比他们更优秀，才能有更多的职业发展机会。但是，由于女性干部先天身心特点的局限，如生理上的身单力薄、生理周期、生育期、更年期等因素常常使女性干部感到力不从心；心理方面，虽然女性干部大多具有亲和能力强、思维缜密、善解人意、感情细腻等性格特点，对其柔性管理提供了很多得天独厚的优势条件，但优点也是缺点，容易优柔寡断、敏感多疑、感情用事，容易使她们在工作中过分压抑。

每当晚上回到家里的时候，身心疲惫的她们也希望能够放松一下，释放内心的压力，舒缓紧张的情绪，于是，她们对丈夫可能会少有温柔体贴，对孩子可能会缺乏耐心和细心，更是无暇顾及家庭中其他事情，家庭正当的亲情需要难以得到充分满足。尤其是当丈夫工作不如意、孩子学业不理想时，女性干部的角色缺位很可能就会成为激化家庭矛盾的导火索，破坏彼此的情感基础。

2. 家庭情感危机的应对策略

（1）优化政治生态环境，营造积极的社会氛围和舆论导向

第一，继续完善女性干部的选拔任用机制，为其职业发展提供法律和制度保障。科学规划对女性干部的培养和选任，切实推进公开选拔任用干部的机制，让女性干部通过公开竞争的方式进入领导岗位，减少社会舆论对女性干部晋升的质疑和猜忌；进行政治决策时，要充分尊重女性干部的意见和建议，必要时可适当向其倾斜；加强对女性干部的培训，使其从观念转变、角色适应、领导力提升到职业理想确立、人际关系处理等得到系统、连续的学习和提升。

第二，大力倡导男女平等观念，破除"男主外，女主内"思想对女性干部职业发展的束缚。大力宣传女性干部在社会政治生活中做出的优秀业绩和积极贡献，逐步提高国民对女性干部的认同感。

第三，大力加强家政服务和养老服务等体系建设，让女性干部从烦琐的家庭事务中得以适当解脱，减少家庭因素在女性干部职业发展中的阻碍。

（2）善用沟通艺术，以柔克刚见真情

第一，用心倾听。倾听是女性干部的一种智慧、一份修养，也是对家人的充分尊重。做一个智慧的倾听者，一方面，能够获得更多的信息，了解家人当下的需要、想法、情感状态及问题和困难，以便调控自己的行为，有效履行家庭职责；另一方面，给家人充分表达的机会，为他们提供释放或宣泄的渠道，满足其被倾听、被理解的需要，只要家人愿意表达，就不会出现家庭情感危机。倾听的艺术在于站在对方的立场上去思考，不仅要听到信息的显性内容，还要关注到家人表达时的情感状态及其话外音（隐性内容），使对方感受到"心有灵犀"的快乐和美妙。

第二，善于表达。首先，女性干部要善于欣赏丈夫、赞美孩子，即便是给家人提出希望或要求，也要先褒后抑。其次，有选择地与家人分享工作中的感悟，尤其要传递有利于家庭成员成长的正能量。最后，适当表达自己的感受和体验，如工作中的喜悦和成就感，自己对丈夫、孩子及其他

家庭成员的关心、担心和希望等。表达的艺术在于：多说赞扬、鼓励的话，不说贬低、挖苦的话；多说自己的感受和体验，少进行评价和批评；多提供信息和建议，少进行指责和命令；多商量，少"一言堂"；多报喜，少报忧。

第三，勇于示弱。在丈夫面前示弱，不仅能使其感觉"有用武之地"，发挥其家庭角色功能，还能冠之以"大丈夫""顶梁柱""一家之主"的美名。在孩子面前示弱，使其在获得成就感、愉悦感的同时，还能提高自信心，树立更远大的目标。首先，当家庭出现困难需要大家想办法解决时，不要急于表达自己的意见，而是要鼓励丈夫、孩子提出自己的见解，并且要不失时机地给予肯定和喝彩。其次，无论面对丈夫还是孩子，如果自己心存内疚或有不当之处，一定要敢于说"抱歉""对不起""我错了"等语言，以表达自己内心的歉意，并用实际行动弥补过错，切忌为了自己的面子而强词夺理。最后，当家庭成员有无心之过时，除了宽容他们外，还要给予其适当的安慰。示弱的艺术在于，要发自内心从欣赏的角度尽可能地肯定丈夫或孩子的良好愿望、努力程度、情感状态，并将自己的感受告诉他们。

（3）及时调适心理，彰显人格魅力

第一，提高对自身心理状态的自觉力。首先，女性干部要意识到心理状态对生活、工作乃至整个人生的重要性，并对其加以关注。其次，要有意识地对自己当下的心理状态进行评估，尤其要对负面情绪有足够的敏感度。乱发脾气尚不自知，自己对问题的看法有偏差反归因于他人不可理喻等是自觉力较低的表现。最后，做出调适或改变的决定并付诸实践。心理状态是否有问题是一回事，能否意识到问题是另一回事，意识到有问题是否决定调适或改变又是一回事。只有意识到问题并下决心加以改变，才是自觉力较高的表现。

第二，改变认知方式，建立理性认知。心情的好坏并非由事物或问题本身决定，而是由我们对它的态度或看法决定。面对同样的处境，有人认为四面楚歌、十面埋伏，有人则认为是历练的机会；前者忧心忡忡、闷闷不乐，后者则兴致勃勃、跃跃欲试。女性干部要掌握更多的理性认知理念，以免庸人自扰。首先，万物皆有利弊，且利中有弊、弊中有利。即无论事情多么糟糕，都有可取之处；无论状况多么喜人，皆存不足之点。发现危险时要看到机会，取得成绩时要警觉问题。如面对家人抱怨自己与其相处的时间有限时，女性干部要感受到家人对自己的期待和关爱。其次，变化是绝对的，静止是相对的，消极和积极之间是可以相互转化的，正所谓否极泰来。当家庭情感危机出现时，一方面，要反思自己曾经的言行可能带给家人的负面情绪或伤害，因为情感的质变非一日之功；另一方面，要及时采取措施，通过自己的改变影响家庭，变危机为家庭情感的调味剂，使家庭气氛"风雨过后见彩虹"。切忌以自我为中心强调自己的不易和委屈，或者抱怨家人对自己不理解、不体谅，或者把家庭情感危机的处理权拱手让人，自己只是被动地"听候发落"。

第三，以未来为导向，活在当下。活在当下，就是要对自己的现状满意，要相信每一刻发生在自己身上的事情都是最好的，要相信自己的生命正以最好的方式展开。女性干部要根据自己的理想确立恰当的目标，并据此做出选择，乐在当下。如当自己在"八小时以外"回归家庭时，父母、丈夫和孩子就是当下最重要的人，与他们在一起享受天伦之乐就是最重要的事。与家人在一起时不要心不在焉，也不要把工作带回家，把家人强行拖入自己的工作圈。只有把握住当下，才能连接过去和未来，才不会在懊悔中失去未来，才不会好高骛远、患得患失。

第四，怀有一颗感恩的心。感恩是一种生活态度，如果干部永远心存感恩，如感恩家人对自己的包容和理解，感恩家人对自己的付出和牵挂，感恩家人给予自己的支持和温暖等，爱的暖流将会在家人之间流淌，自己也会被幸福包围。

第五，学会自我心理调适。首先，适度的有氧运动能够有效地缓解压力，如慢跑、登山、游泳等。其次，腹式深呼吸、冥想放松、肌肉放松等练习有助于舒缓紧张的神经。再次，通过向别人倾诉、哭泣、写日记等方式进行合理宣泄，将有助于释放负面情绪。最后，把注意力转移到自己喜欢的事情上，如听音乐、唱歌、聊天、逛街购物、玩游戏等，待心情放晴时再回到工作或生活中，原本不顺心的事就变得容易处理了。

第六，善于寻求专业的心理帮助。对于女性干部而言，家庭情感危机带来的压力是巨大的。尽管她们希望自己能够有效应对，但有时还是会力不从心。此时，要善于寻求专业的心理帮助，即向心理咨询师或心理医生求助，在专业人士的帮助下使自己尽快摆脱家庭情感危机。

（4）提高身心健康水平，筑牢"港湾"根基

第一，健康的身体是女性干部抵御风险、应对家庭情感危机的坚实保障。无论工作有多忙，一定要把身体锻炼列入自己的时间表。女性干部要有意识地创造条件，寻找夫妻或亲子共同参与的运动方式结伴锻炼，在强健身体的同时密切夫妻关系、亲子关系。

第二，阳光的心态是提高心理免疫力、积极应对家庭情感危机的心理基础。首先，女性干部从决定担任干部的那一刻起，就要做好充分的心理准备，以适应将要面临的角色冲突。其次，无论是在工作中与同事共处，还是在家庭里与亲人相伴，都要善于用自己的行动去影响他人，以真心待人，以真情感人，而不要对别人指手画脚。尤其是在家庭里，要永远记住：这里是充满温情的地方，不是争论孰是孰非的场所；否则，即使赢了"理"，也会输了"情"。再次，当不愉快的事情发生时，要善于从积极的角度寻找有利于自身成长的因素，践行"失败是成功之母"的古训。最后，当有更优秀的人超过自己时，要及时调整心态，不盲目攀比，也可以自己的"曾经"为参照，发现自己的优势和进步，进而保持阳光自信的心理状态。

第三，家庭是女性干部的避风港。女性干部的家庭地位是其在履行为妻、为母、为女、为媳的角色功能时逐渐奠定的。女性干部无论在工作中如何叱咤风云，回到家里都要及时转换角色，对丈夫要温柔、体贴，甘做"小女人"；对孩子要有耐心，多一些理解和陪伴；对父母要孝顺、乖巧。唯其如此，不管外面的狂风暴雨多么猛烈，家庭才会永远成为女性干部牢不可破的温馨港湾。

（5）合理分配时间，使事业、家庭两相宜

第一，要加强自我认知。女性干部要对自己当下的状态及所承担的工作和家庭角色有一个客观的认知和评价，并为实现理想的角色期待进行自我调控。

第二，对事务进行分门别类的整理，取舍后列出任务表。无论是在工作中还是家庭里，女性干部都要善于把重要且紧迫的事情放在首位优先处理，比如工作中事关大局且又有时间限制的事情，家庭成员需要紧急看护等；接着解决重要但不紧迫的事情，如日常公务的处理，有规律或有约定的家庭活动等；然后是不重要但紧迫的事情，如突发的一些小状况等；对于不重要也不紧迫的事情要学会统筹安排，可找人代劳的事务，可委托他人或家政服务公司代理完成。

第三，集中时间高效处理关键问题。"八小时以内"按计划依次处理并完成任务表中所列事务，"八小时以外"让自己回归家庭，并有意识地增加对家庭的情感投入。除非有重大的突发事件需要处理，否则，切勿把工作带回家，把家事带到办公室，混淆工作和家庭的边界。

第四，恰当地处理工作中与异性之间的关系。在工作中，女性干部要有强烈的角色意识，与异性交往时要把握好原则和尺度，要落落大方、雅而不浮、自尊自爱、有礼有节。对上级要做到尊重与保持距离相统一，对同级要做到信任与平等合作相统一，对下级要做到关爱与严格要求相统一。切忌与某个异性保持过于密切的关系，也不要将其作为情感倾诉的对象，更不要态度暧昧。

所以，只有当我们能够正确认识看待家庭与工作之间的关系时，才可能更有效地缓解由于工作与家庭关系失衡造成的矛盾冲突，促进工作与家庭的相得益彰。愿我们的工作因家庭而增添力量与效能，希望家庭生活因工作而更有活力更加充实，让生命因工作与家庭的和谐而更加幸福。

二、亲子关系与家庭教育

案例取材：真实人物

案例参考：心理咨询案例改编

（一）案例介绍

求助者：小吴，男性，20岁，在校大学生。

小吴在小学以前是个很乖的孩子，学习成绩好，学习习惯也很好。在上初中时，父母晋升为部门领导，调到外地工作，小吴被送到爷爷奶奶家，爷爷奶奶对孙子极其溺爱，小吴在家是饭来张口，衣来伸手。父母也会满足他提出的所有要求。"在儿子读初中的这几年，每天是忙不完的工作，早出晚归，还经常有突发事情要处理。"小吴的父母这样说。

由于长期缺乏正确的家庭教育引导，各种坏毛病在小吴身上日积月累，学会撒谎要钱，经常逃课打游戏，成绩一落千丈。上初中后，父母发现他越来越蛮不讲理，稍不如意就会大发脾气，埋怨父母没有关心自己，而且也从来不去照顾父母的心情。

小吴认为父母为了工作抛弃了他，对他缺少关心，是父母太自私，未担负起家长的责任。俗话说"冰冻三尺，非一日之寒"，孩子与父母之间一有摩擦，新账老账又会马上翻涌上来。

和父母关系不好，导致他没有心思学习，满脑子都是对父母的恨，上课经常走神，作业也不写，好不容易考上一所专科院校，觉得"终于解脱了！终于摆脱父母了！"上大学后，他基本上不给家里打电话，一打电话就是要钱。父母因此感到非常苦恼。

（二）心理分析

案例中的小吴在成长过程中，心理行为问题逐渐凸显，这与身为领导的父母忙于工作、忽略亲子教育有直接关系。

纵观古今，不仅是一些干部，大学教授、著名影星到一代圣人，他们不是没文化，不是没情怀，不是没地位，也不是没权威。但为什么有些人就在子女教育上不尽如人意呢？有的干部一心把精力和时间放在事业上、理想上甚至人类情怀上，却因为忙碌而忽视了亲子关系。

1. 常见家庭教育心理误区

心理误区一：溺爱心理

父母爱孩子不仅源于血缘亲情的天性，而且包含着对社会、家庭和孩子本人的责任，这本来是天经地义、无可厚非的。但是，父母如果因此对孩子百依百顺，甚至姑息迁就，毫无原则地满足孩子任何要求，就变成了对孩子的溺爱，或担心孩子健康而过分照顾孩子，或担心孩子安全而过分保护孩子，或担心孩子受委屈而过分迁就孩子。

奥地利著名心理学家阿德勒曾提出"个体在追求优越的过程中形成了自己的生活风格"[1]。追求优秀是人的本性，这种与生俱来的本性使人们不断地追求优越和完美。但一个人若只追求自己的优越而忽视其他人和社会的需要，就会产生优越情结，具体表现为爱慕虚荣、专横跋扈、自以为是等。这种人缺乏社会兴趣，令人生厌。

阿德勒认为，社会兴趣只有被认识到才能得到发展，并且只有当儿童处在社会生活中时才能得到发展。如果这种潜能没有被认识到，社会兴趣就得不到充分的发展，这样的人就容易过着不幸的生活。发展心理学研究表明，幼儿期的成长对成年后的人格形成非常重要，生活风格在四五岁的时候就已形成，父母在这一过程中的行为方式和态度决定了儿童社会兴趣的程度[2]。

父母对孩子的过分迁就，容易造成溺爱，形成孩子固执任性、唯我独尊的不良个性，助长孩子我行我素、蛮不讲理的"霸气"；使孩子心中只有自我、自私自利，缺乏团结合作精神，缺乏崇高理想和强烈责任心、使命感。这种溺爱剥夺了孩子的独立性，会引起孩子更强烈的自卑感，导致

---

[1] 王丽. 干部家庭教育中的常见心理误区及建议 [J]. 领导科学，2014（1月下）：43—45.

[2] [美] 戴维·迈尔斯. 社会心理学 [M]. 侯玉波，乐国安，张智勇，等译. 北京：人民邮电出版社，2016.

孩子成年后出现人格问题[①]。

心理误区二：攀比心理

望子成龙、望女成凤是父母特别是独生子女父母的普遍心态。因为孩子能否成才，不仅直接关系到其本人能否在日趋激烈的社会竞争中立足，能否拥有良好前程，而且关系到其父母的荣誉、家庭乃至家族的地位。许多父母对孩子抱有较高期望，希望孩子不落人后，不切实际地与人攀比。

比吃、比穿、比用。近年来，在中小学生中出现的"吃喝跟着广告走，穿着跟着名牌走，人情消费跟着成人走，文化用品跟着档次走"的生活消费倾向，从一定程度上说，是父母的攀比心理在孩子身上的具体表现。"别人家孩子有的，我的孩子不能没有"，哪怕自己吃苦受累，也不能让孩子寒碜。即使意识到这样的攀比没有必要，却不忍委屈孩子，让孩子觉得己不如人，害怕孩子因此产生自卑心理。

比学校、比学习、比成绩。在当今知识爆炸的时代，很多家长已形成"读书—升学—成才"的思维定式，视获得高学历文凭为成才的标志。对于中小学生父母来说，孩子入名校、进重点班则意味着升学有望。何况，这不仅证明着孩子自身实力比别人强，在划片入学的教育体制下，还是父母社会地位、经济实力的体现。许多父母为孩子设计了"重点幼儿园—重点小学—重点中学—重点大学"的理想学习轨道，极力督促孩子满负荷甚至超负荷学习，不断争取好成绩，以增加在激烈升学竞争中获胜的希望。他们可能忽视孩子身心发展特点和规律，对孩子实施超前教育，课后补习层层加码，将孩子的日程排得满满的；他们不顾孩子的现有基础和实际接受能力，盲目追求高分数；不顾孩子的兴趣爱好，强迫孩子报名各种培训班，唯恐孩子学得不如人多、不如人好。

对孩子来讲，家长的鼓励和期望是他们成长的动力，但在不理性的攀比过程中，孩子自身付出的努力不被认可，始终达不到父母的期望，久而

---

① [美]沃尔特·米歇尔. 棉花糖实验——自控力养成圣经[M]. 任俊，闫欢，译. 北京：北京联合出版公司，2016.

久之，孩子的心理动力容易减弱，失去前进的动力，容易破罐子破摔。并且随着年龄的增长，他们对家长的强迫教育理念容易产生反感，出现强烈的叛逆心理。更严重的是，如果父母带着情绪处理教育问题，不能就事论事，将孩子拉入成人无形的竞争之中，容易影响孩子的心理健康，使孩子产生敌意、仇恨的心理。

不可否认，在当前查处的干部中，有一部分人是为享乐而贪污腐败的，但也有一部分人是自己对物质需求并不是很高，但为了孩子而走上贪污腐败的犯罪道路的，想要为孩子将来铺好路、买好房、留下不菲的家产等。但是，往往家长越这样做，孩子反而越不成器，这就容易形成矛盾的心理误区。家长本身的出发点是为了子女好，但结果往往适得其反，让孩子成为不学无术、荒唐度日的纨绔子弟，与家长的初衷相去甚远。因为爱孩子，所以为子女谋钱财、权力，其实相当于走错了方向，容易导致孩子没有健全的人格、稳定的情绪状态、正确的道德标准，只留下钱财，反倒是害了他们，导致他们犯下更大的错误。

心理误区三：包办心理

受传统封建家长制思想的影响，父母习惯于把自己摆在家长位置上，居高临下看孩子，不能真正与孩子平等相处。总认为自己过的桥比孩子走的路长，希望以自己丰富的人生阅历和社会经验，帮助孩子少走弯路、少受挫折，以至事事为孩子计划周全、处处为孩子准备妥当，甚至包揽孩子的一切。

生活上包办代替。在大多数独生子女家庭里，孩子的作息时间由父母安排，衣、食、住、行由父母准备，学习用品由父母收拾。父母常将孩子该做的一切提前做好，孩子衣来伸手、饭来张口，什么都不用操心，更不用说帮父母做一些力所能及的家务。在父母看来，服侍孩子是自己的义务，且能为孩子节省时间，有助于孩子专心学好功课、取得更好的学习成绩。

代替孩子思考和探索。父母常将按自己意愿行事的孩子视为"乖孩子"，有意无意地将自己的价值观念、思维方式和为人处世态度强加给孩子，以自己的认识代替孩子的摸索体验，以自己的思考代替孩子的总结分析，希望孩子按自己的要求生活学习、为人行事。孩子遇到挫折，有的父母不是引导孩子分析挫折原因、确立正确态度、寻求应对策略，而是通过怨天尤人来宽慰孩子，或让孩子躲避挫折。

父母对孩子过度保护、包办一切，容易助长孩子的依赖心理，缩小孩子自主探索的空间，减少孩子自我锻炼、自我提高的机会，弱化孩子的独立自主意识，压抑孩子求新求异、开拓进取的天性，导致孩子生活自理能力、自学能力、交往能力、适应能力低，心理承受能力差，尤其缺乏迎接挑战、应对各种挫折和急剧变化环境的坚强意志和能力。

部分"富二代""官二代"飞扬跋扈表现的背后，其实隐藏着在实际生活中的无力感，因为他们只有显示自己很强大，才能抵消内心强烈的自卑感。问题的根源可能就在于他们小时候，什么事都有父母为他们做好了，什么问题都有人替他们考虑好了。表面看起来是因为爱所以不让你做，可是潜台词却是"你做不好"，因此，在长大成人后，他们不能自谋生路，不能自己做出决定，不能应付生活中面临的日常生活问题和挫折，只能通过蛮横霸道来解决问题，人虽已长大成年，心理却仍然弱小，觉得"会哭的娃儿有奶吃"，只要哭闹就能达到目的，仍然用小时候的心理和思想来处理问题。这正是由于幼年时家长对其过分溺爱与骄纵，让他们感觉到自己是世界的中心造成的。随着年龄的增长，眼见事事不如己意、处处不合己心，他们成为生活的失败者，但这又与他们的优越感形成强烈的冲突，此时他们往往使用更加蛮横霸道的做法，希望维系自己的骄傲，以致适得其反，出现无法无天的行为，甚至犯下不可挽回的错误。

心理误区四：补偿心理

我们有的父母生活得并不如自己所愿，工作的坎坷与艰辛、失落与无奈，如今演变成一种在孩子身上找回自我的强烈愿望。

希望孩子比自己生活得更好。许多父母对小时候物质匮乏带来的生活缺憾记忆犹新。他们总想在孩子身上找回自己的童年幸福，努力为孩子创造舒适的生活环境和良好的学习条件，让孩子过上优裕的生活，尽可能满足孩子的一切物质需求。孩子的幸福就是自己的幸福，满足了孩子就等于满足了自己。

期盼孩子比自己更有出息。每个人在青少年时期都为自己编织过美好的梦想。但随着岁月流逝、世事变迁，有的梦想无法亲自实现，就会不自觉地想在孩子身上变成现实。特别是社会竞争的进一步加剧，不仅使许多父母承受着越来越大的生活压力，而且使他们日益深刻地体会到，在当今社会中，物质上的不足只能影响人一时，教育上的不足将影响人的一生。他们在努力改善孩子学习条件的同时，更迫切希望孩子珍惜时间、发奋学习，尤其渴望孩子能圆名校梦，比自己更有出息、更有前途，于是对孩子管理极其严格，甚至苛刻。

但是，若父母对孩子学习期望过高、要求过急、督促过严，或者抱有一些不理性的期望，不是为了孩子的发展，而是为了自己的面子或愿望，就会给孩子造成极大的压力，容易使孩子经常处在紧张和焦虑之中，导致学习兴趣减弱、学习效率下降、学习成绩难以提高，还可能引发心理疾病，损害身心健康；甚至使孩子产生逆反心理，恶化亲子关系，不利于孩子的健康成长。

2. 构建良好亲子关系

（1）掌握孩子早期发展规律

中国老百姓喜欢强调"三岁看大，七岁看老"，西方心理学家弗洛伊德的理论和发展心理学也有着共识之处：从出生到 6 岁的亲子关系，是人一生幸福最重要的基础。

从孩子出生到 18 个月——口欲期，是安全感和依恋关系建立的最重要时期。这个时期需要跟孩子有密切的身体接触、眼神的交流，母亲应能全程全方位地陪伴孩子。有些父母因为工作忙，选择把孩子送到托儿所，甚至送到外地爷爷奶奶、外公外婆家代为抚养，这样的孩子内心有可能会留下早期分离和被抛弃的感受。从出生到 18 个月是人生安全感打基础的关键期，就像造房子要建地基一样，非常重要，这个时期最好不让孩子离开妈妈。

从 18 个月到 3 岁——肛欲期，又叫第一反抗期，是孩子独立发展最重要的时期。孩子在这个时期要学会控制，既学会控制自己，也学会控制他人和环境。比如这个年龄段自由活动能力大大增强，喜欢自己动手自己干，变得不听话，尤其喜欢探索，自己爬到高处、到水坑里玩水等。这是孩子发展过程中的一个正常现象，是他社会交往的第一步探索。有的母亲可能会觉得孩子在调皮捣乱，觉得烦躁以至于打骂孩子，这样容易阻止孩子探索的兴趣和自身的发展。有的孩子在青春期厌学、逆反，甚至辍学，可能也和孩子两三岁时父母的简单教育方式有关。

从 3 岁到 6 岁，生殖器期，又叫俄狄浦斯期。孩子这时有了性别意识，女孩开始喜欢穿妈妈的裙子和高跟鞋，涂妈妈的口红。这个时期妈妈跟女儿的关系处理好了，女儿长大后就能很好地认同妈妈。当然这个前提是父母本身心理是健康的，如果父母的人格没有发展好，那么他（她）就不能根据孩子的成长发展需要来调整自己与孩子的关系。

而男孩更喜欢妈妈。这个时期父母相亲相爱就会给孩子创造一个温暖的家庭环境。男孩慢慢发现竞争不过爸爸，就会转为认同爸爸，要成为爸爸那样的人。这个时期父母经营好夫妻关系就能帮助孩子更好地成长；如果这个时期发展得不顺利，孩子就容易在青春期出现性心理方面的一些问题。

总之，要重视 6 岁之前儿童的心理发展，同时也要重视夫妻关系的建设，这是帮助孩子一生的身心健康打好基础。否则孩子到小学乃至青春期时出现问题再想弥补就晚了。

（2）母子分离对孩子的影响

美国国立精神卫生医院针对早年母子分离做了两千多例的大样本研究，得出以下结论：2 岁以内的孩子，和妈妈分开一周以上，就可能造成孩子不开心、不喝奶、在幼儿园打人等现象。

现在儿童和青少年的抑郁症、厌学、沉迷网络、多动障碍等，都和幼时母子分离有着千丝万缕的联系。如果母亲没有精神心理或躯体疾病方面的问题，在孩子幼小的时候一定不要和孩子分开。

影响不仅局限于儿童时期，即使在成年之后，我们依然被早年的亲子关系深深影响着。

现实中有些非常漂亮、优秀的女大学生，无法和异性建立恋爱关系，因为内心觉得自己没有价值；或者一旦恋爱，就黏着男朋友，下班回家晚点，就开始担心"他是不是被别人抢走了？""是不是不要我了？"这都是早年被抛弃或不被重视的感觉又被激活的表现。

幼年时的母爱缺乏，还会促使一些人紧紧抓住爱人不放，极其敏感、爱吃醋。自己的爱人看别人一眼也是天大的事——这都是早年的亲子关系未被满足，造成了成年之后的问题。

（3）如何促进亲子关系

首先，做个有温度的养育者。处于婴幼儿期的孩子，除了有生理上的需求，心理上的需求更不容忽视。

改善亲子关系尤其要注意多给予肢体接触，它会给孩子一种安全信号，让孩子感到舒适。

美国心理学会的前主席、威斯康星大学著名心理学家哈里·哈洛（Harry Harlow）找了很多恒河猴，做了一系列实验，包括"代母"实验、"面具"实验、"铁娘子"实验、"绝望之井"实验等。为什么用恒河猴做实验呢？因为恒河猴94%的基因和人类相同，它对外界刺激所做出的反应，和人类非常类似。

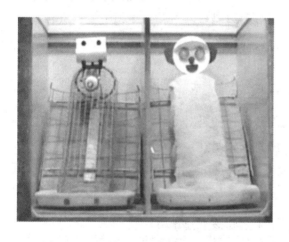

哈洛做的第一个实验是"代母"实验。他把刚出生的小猴子放进一个隔离的笼子里，并用两个假猴子代替真母猴。一个假猴是用铁丝做的，胸前安装了一个奶瓶，可以24小时提供奶水。另一个假猴是用绒布做的，摸起来比较柔软、舒适。

如果按照美国心理学家、行为主义心理学创始人华生"有奶就是娘"

的理论——孩子对爱的需求源于他对食物的需求，满足了他对食物的需求，就满足了他对爱的需求。那么小猴子一定会依恋"铁丝妈妈"。

但实验结果出人意料，刚开始，小猴子大多围绕着"铁丝妈妈"，但没过几天，小猴子更愿意和能够给它提供舒适感和依恋感的"绒布妈妈"在一起，而不是和那个提供奶水却无法依恋的"铁丝妈妈"在一起。每天24小时中有多达18小时，小猴子都会挂在"绒布妈妈"身上，只有感到饥饿难耐时，它才会跑到"铁丝妈妈"怀里吃奶。但只要一吃饱，它就会迅速回到"绒布妈妈"怀里。有的小猴甚至饿了也不愿过去，它们把身子挂在"绒布妈妈"身上，只把头探到"铁丝妈妈"那边吃奶。

接着，哈洛又制作了一些发条玩具，比如恐怖的大蜘蛛、会敲鼓的大熊等，然后将它们放进笼子里。小猴子害怕极了，立马奔向自己的"绒布妈妈"，趴在它们怀里，慢慢地安静下来。

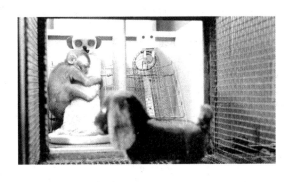

哈洛又将"绒布妈妈"移到另一个房间，然后用发条玩具继续恐吓。小猴更加害怕了，但即使再害怕，它也不奔向"铁丝妈妈"，而是眼巴巴地望着另一边的"绒布妈妈"。更多的小猴子立刻瘫倒在地，疯狂地抓挠自己、撞击自己，还大声地尖叫……就像精神病发作的患者一样。

根据这个实验，哈洛提出了一个著名论断——爱源于接触，而非食物。接触所带来的安全感，是母爱最重要的元素。

哈洛的实验得到了很多验证。比如"二战"时的孤儿院。"二战"时，许多婴儿被送到了孤儿院。尽管孤儿院给予了足够的温饱，但大部分婴儿还是去世了。大家都觉得很奇怪，推断婴儿可能是死于细菌或疾病传染。于是政府规定——照顾婴儿的修女，要与孩子保持距离，并在婴儿床之间隔上布帘。但情况并未好转，婴儿依然一个接一个地死去。

只有一个孤儿院除外，其养育的婴儿，死亡率特别低。一位医生偷偷前去调查，结果发现一位修女违反了规定，她每天晚上值班的时候，都会抱起一个个婴儿，温柔地轻抚和按摩。事情由此真相大白，触摸才是真正的灵丹妙药。

哈洛由此得出了两个结论：

①独立并不是"孤立"和"狠心"培训出来的。恰恰相反，得到细心呵护、温柔拥抱、及时回应的孩子，反而更容易离开妈妈怀抱去独立探索，成为更加独立、更能适应社会的大人。

②越是得到爱抚和疼爱的孩子，就越会敞开内心，变得开朗。而越是得到关注少的孩子，就越是会封闭自己的内心，漠视周围环境，孤僻不合群。

母爱除了要给孩子提供奶水这样的生命支持和物质帮助之外，更重要的是要提供给孩子接触感和依恋感这样的心理支持。也就是说，"母爱的本质——绝对不是简单地满足孩子的饥饿和干渴的需求，它的核心是接触性关怀：拥抱、亲昵、抚摸"，这些才是让孩子健康的根本保障。

所以，父母对孩子的养育，不能仅仅停留在喂饱的层次上，要想孩子能够健康成长，就一定要为他提供触觉、视觉、听觉等多种接触性关怀。让他能够感到父母的存在，他的心智才会健康发展。

有效地陪伴孩子成长。在我们生活中，常常会看到有些家长在陪伴孩子时貌合神离，孩子在旁边玩耍，家长要么刷手机，要么像个冷漠的监工般看管孩子。偶尔回过神来，会时不时地对孩子的行为指指点点，提醒孩子这个不能做，那个也不能做。

哈洛还做了一个比较残忍的实验，这个实验叫"绝望之井"。他制造了一个个漏斗型小黑屋，让小猴们头部朝下吊了两年，底部有个容器可以获取食物。刚开始的时候，小猴子会不断顺着峭壁往上爬，但发现无法逃离后，便孤独绝望地安静了下来。两年后，将小猴放出来时，它们已经得了重度抑郁症，喜欢远离猴群，呆呆地坐着，完全失去了猴子应有的活力，且拥有极强的自闭、自残和攻击倾向。哈洛试过很多药物和利用集体生活对它们进行治疗，但都没能得到多大的改善。哈洛由此得出结论：从这些小猴子身上，我看到了人类最悲惨的精神疾病是怎么来的。

"对灵长类动物来说，早期严重而持久的孤立，会导致孩子心理创伤和死亡，这种影响直至终生。"攻击性，并非天生，而是因无回应的绝境而生。严重缺乏回应的婴儿，内心会产生两个激烈情绪：

第一，绝望——认为爱不存在。

第二，仇恨——想毁了整个世界。

这似乎也可以解释为什么会发生马加爵案、北大学霸弑母案等匪夷所思的极端案件。

哈洛的这一实验，因为非常残酷残忍，受到了很多人的批评和斥责。但是这一实验的贡献也很大，它说明：母亲和孩子之间的亲密关系，也就是健康的亲子关系，是促使一个人正常且健康成长的重要因素。所以哈洛的恒河猴实验，后来被誉为"20世纪最伟大的心理学实验"。

有的父母总认为，孩子年纪还小，不懂事，没记忆。殊不知，孩子在幼年时期，如果没有得到足够的心理支持和肌肤接触，长大后往往容易性格内向，不合群、抗压能力差，自我价值认定低，社交能力比较弱，甚至会抑郁、自闭、自残和充满攻击性。

培育积极心理品质。弗洛伊德关于人格的结构理论中提出了本我、自我和超我三个部分。本我是人的自私部分，只与满足个人欲望有关，遵循快乐原则，只关心如何满足个人需要，而不受任何物质和社会的约束；自我则在考虑情境现实的前提下满足本我需要，遵循现实原则；超我则代表了社会特别是父母的价值和标准，即一个人的道德和良心。超我在大约5岁的时候开始形成，父母对能做和不能做的事有更多的限制，从而使孩子获得了道德的准则。

由于教育不当，一些孩子没有充分建立起超我，从而在成人之后缺乏对不道德行为的内控机制，成为行为失范、违法犯罪的个体，这与5岁前的家庭教育模式息息相关。中国人民公安大学教授李玫瑾通过40多年的研究发现：社会问题是人的问题，人的问题关键在早年，早年的重点在家庭。孩子的心理问题往往有滞后反应，因此，人的心理特征与早期抚养有密切的关系。父母不要觉得 5 岁的孩子还太小，长大之后自己就会懂事了。明确规则，这与爱孩子并不矛盾，要告诉他"父母是喜欢你的，但是不喜欢你刚才的行为"，比如暴力、任性、乱发脾气、无故毁坏东西、专横、傲慢等。要培养孩子的同情心、爱心、感恩心、责任感等积极心理品质，这些是构成孩子未来道德大厦的基础，是爱孩子的真正表现。

营造良好家庭环境。健全的家庭≠健全的家庭教育。有的家长感情出现问题无法挽回，但觉得为了孩子，一定要给他提供一个健全的家庭，而委曲求全，家庭氛围低沉。关于家庭教育，很多人认为自己不是问题，因为虎毒不食子，爸爸妈妈肯定都是爱自己的孩子的。可是很多案例告诉我们，健全的家庭不等于健全的家庭教育。父母的一言一行都在起着榜样和示范作用，不要觉得孩子小就什么都不懂，他们眼中看到的、耳中听到的都会成为记忆和模板。如果家长总是抱怨，孩子也就学会了找借口和埋怨他人；如果家长总是将怒火和不好的情绪带到家中，孩子也就学会了找替罪羊和以大欺小；如果家长收受他人财物，人前人后两副模样，孩子可能也学会阳奉阴违。从近年来查处的腐败案件看，家风败坏往往是干部走向严重违纪违法的重要原因。不少干部不仅在前台大搞权钱交易，还纵容家属在幕后收钱敛财，子女也利用父母影响经商谋利、大发不义之财。人人都有亲情，但决不能逾越党纪国法。过分溺爱子女、纵容家属，必将祸起萧墙。

家长也许可以为他攒下一辈子不愁吃喝的资本，可是家长能为他获得成长的快乐、自我的价值感、生命的意义吗？成长是无法替代的。因此，家长尤其要以身作则，你的正直、清廉、公正、辛勤工作、不断学习也许会让你少一些物质上的享受，但收获的却是一个同样优秀的孩子，这不是最好的收获吗？

人们常说"一屋不扫，何以扫天下"，由此，人们心中也就有"一子不管，何以管一方"的坚定，因此，为了家庭的幸福，也为了社会的稳定，干部们的家庭教育尤其需要更加自觉和理性。大道至简，道法自然。但愿家长们，能遵循客观规律，科学养育孩子；在孩子成长的每一个阶段，给予他们所必需的生理与心理营养，让孩子快乐健康地成长。

三、夫妻关系与家庭和谐

案例取材：真实人物

案例参考：心理咨询案例改编

（一）案例介绍

一般资料：求助者李某，女性，35岁，本科毕业，公务员，离异。

主诉：恋爱4次，结婚1次。

第1次：校园爱情，男友又高又帅，一年之后男友爱上其他女生，提出分手。

第2次：工作之后，通过同事介绍，找了一个比她小两岁的男生，典型的妈宝人，比较黏人，生活自理能力较差，10个月后李某提出分手。

第3次：她总结经验，帅的容易花心，得找个有才的，结果有才的男友，恃才傲物，狂妄自大，大男子主义非常严重，8个月后李某受不了而提出分手。

第4次：她找了个有钱的成熟大叔，结果他忙得脚不沾地，根本没时间陪自己，更悲催的是，她发现自己居然"被小三"了，所以果断分手。

第5次：几轮情伤下来，眼见年龄越来越大，面对家人的催婚，李某也感到很着急。后经亲戚介绍，她很快和一个同龄的机关干部擦出了爱情的火花，觉得找到了人生真爱。可是，结婚不到3年，两人的共同话语越来越少，经常冷战，最后两人和平离婚。

现在，李某感觉非常茫然，也感到特别困惑，爱情到底是什么？到底该找个什么样的人结婚，才能收获婚姻的幸福呢？

（二）心理分析

这个问题，不仅是案例中李某一个人的困惑，每个人在择偶的时候，都有个优先级排序，有人喜欢帅哥，有人倾倒于才华，有人喜欢财富，但选择哪一个都会有问题出现，所以才有了那么多感情的分分合合。

1. 情为何物？心理学的探索

中国古代有一个著名的诗人叫元好问，他在 16 岁的时候去并州应试赶考，当时正好是秋高气爽、大雁南飞的季节，在半路上，他碰到一个猎人，这个猎人告诉元好问，他今天捕到了一只大雁，但是另一只逃脱的大雁却悲伤地鸣叫，久久不肯离开，最后投地而死。元好问被这个大雁殉情的故事深深打动，于是从猎人那里买下了这对大雁的尸体，安葬在汾河边上，并写了一首流传千古的词来纪念它们的爱情，其中第一句就是"问世间、情为何物，直教生死相许"。

从古至今，我们都会被这些美好的爱情故事打动，同时也向往着美好的爱情，这是为什么呢？是有人教会我们的，还是我们生来如此？

"爱情"到底是什么？为什么我们渴望得到爱情？陷入甜蜜爱情的情侣，他们的大脑发生了什么奇妙的变化？爱情保鲜期有多久呢？被心爱的人拒绝之后，我们的大脑又会怎么样呢？了解了这些以后，也许爱情这个困扰了人类几千年的难题，你也能给出你自己的答案了。

2. 为什么我们渴望得到爱情？

关于爱情，有一句话曾这样描述：好像突然有了软肋，也突然有了铠甲。爱上一个特别的人之后，你会深深地为他（她）着迷，你想把你的全部都给他（她），同时你也渴望保护他（她），得到他（她）的肯定。你也许不会想到，这种奇妙的感情，是建立在我们原始祖先的神经系统上的。爱情的火花，似乎也会绽放在比我们原始的动物身上。

《物种起源》的作者达尔文曾写道："它显然对这个新加入的异性一见钟情了，并展开了疯狂的追求。"这是在描述一只情窦初开的绿头鸭。紧接着达尔文写道："乌鸦、画眉、黑琴鸟等许多鸟类都有关于深深爱上另一半的报道；而猩猩作为我们的近亲，你也许不会奇怪关于它们迷恋上某个特别的异性猩猩的报道；但科学家们却发现，有一种不起眼的哺乳动物，它们可能也会碰撞出奇妙的爱情火花。"

这种引起科学家极大兴趣的小动物叫草原田鼠，它们是严格的一夫一妻制，这在自然界里相当少见。在5000多种哺乳动物里，可能只有不到5%的物种会奉行一夫一妻制白头偕老。如果两只发情的草原田鼠相遇了，它们相互之间看对眼了，那它们就会开心地谈恋爱，然后开心地繁殖后代。一旦形成伴侣关系，就再也不会移情别恋了，从此一生只爱一只鼠。

为什么其他动物就没有这种牢固的爱情呢？科学家们研究发现，这种山盟海誓的爱情背后，是叫催产素的化学物质和一个叫伏隔核的脑区在起作用。催产素，顾名思义，刚发现的时候就是用来催产的，后来的研究发现，催产素竟然有着增强相互信任、提升自信心、增强慷慨度以及促进情侣忠诚度的效果。而伏隔核脑区，它和腹侧被盖区一起被称为大脑奖赏系统的中心。开心、幸福、甜蜜等积极情绪都是由伏隔核以及腹侧被盖区引起的，腹侧被盖区生产多巴胺。多巴胺是快乐的分子，多巴胺被运输到伏隔核，就引发了快乐的感觉。

在草原田鼠的伏隔核里，在它选择终身伴侣关系的过程中，催产素起着关键作用。如果科学家给一只雌性的草原田鼠注射催产素的阻断剂，这样一来伏隔核里的神经元就不能接受催产素了，这时候即使你把再可爱帅气的雄性草原田鼠放在它面前，它也是无动于衷的。没有了催产素，就没有了爱情。通常两只陌生的草原田鼠不发生接触是不会产生伴侣关系的，比如你把一只草原田鼠和另一只草原田鼠隔开，它们之间没有接触，只能看到、闻到和听到对方，但不接触形成伴侣，它们就永远是陌生人。然而当科学家们人为地激活草原田鼠伏隔核里的神经环路时，神奇的一幕发生了：即使没有接触，伏隔核神经元被激活的草原田鼠也会深深地爱上隔离在它面前的另一只草原田鼠。

至少在实验室里，人类已经做到了操控爱情；但你也不必过于担心哪一天就被科学家操纵了你的爱情，毕竟我们人类的大脑比起小鼠的大脑来说复杂多了，离可以被操纵还很遥远。

有一句电影台词这样说："不知道从什么时候开始，在什么东西上面都有个日期，秋刀鱼会过期，肉罐头会过期，连保鲜膜都会过期。我开始怀疑，在这个世界上，还有什么东西是不会过期的？"

很多人都相信爱情是有保质期的，轰轰烈烈的爱情过后，是柴米油盐，是平淡生活。很多研究也证实，许多人的爱情在 3 年内基本平淡下来。但是，生活中也有这样的例子，有一些夫妻，结婚多年，却依旧可以和初恋的时候一样，炽热地爱着对方。科学家们也想知道，爱情的保质期，到底可以有多久。于是研究者招募了一群平均结婚 21 年，却依然认为自己狂热地爱着对方的夫妻到实验室来，让他们躺到核磁共振成像仪里，给他们看伴侣的照片的同时进行核磁共振扫描。结果令人吃惊，这群结婚 20 多年的人，在看到爱人的照片时，他们大脑的腹侧被盖区，兴奋得就和刚陷入火热爱情的小情侣一模一样！这至少说明，爱情在某些人的大脑中，保质期可以有 20 年。

被心爱的人拒绝之后，我们的大脑又会发生什么变化呢？也许你有过这样的经历，终于鼓足勇气告诉他你的心情，却不幸地被发了好人卡，"对不起，你是个好人，但我们还是做朋友吧"。一群科学家，就招募了一些刚刚被心仪的对象残忍拒绝的人，给他们看拒绝他们的人的照片，同时扫描他们的大脑。结果很有意思，他们发现，在被拒绝的人的大脑中，关于高风险决策、损失以及生气的脑区特别的活跃；而且，平时在感受皮肤和肌肉的疼痛感的脑区，这时候也兴奋了。可能这就是被拒绝的你感到痛苦的原因。

不管是大雁还是草原田鼠，不管是梁山伯与祝英台，还是罗密欧与朱丽叶，我们生命里的一大主题，都是找到一个伴侣，去爱他（她），被他（她）爱。

3. 爱情理论

爱是人心的产物，是人类的一种普世的基本情绪[1]。长期以来，人们对爱的认识只是表面的、经验的、直觉的。很多人甚至还可能认为不应该也无法从科学角度来对爱这种美丽而复杂的心理现象进行科学研究。

但从 20 世纪 70 年代开始，一些心理学家就开始试图用科学的方法探

---

[1] 彭凯平. 吾心可鉴——澎湃的福流 [M]. 北京：清华大学出版社，2016.

索、研究、分析爱情心理学：爱是什么？为什么人类需要爱？它有什么样的体验？又有什么样的影响？

（1）罗宾"爱情三体验"

齐克·罗宾（Zick Rubin）是最早试图测量"爱情"的心理学家。他把"爱情"定义为三种基本体验：

第一是依恋（Attachment），是指我们愿意和伴侣长期在一起，获得亲近、关爱以及身体接触；

第二是关心（Caring），是指我们像照顾自己一样地照顾伴侣，满足对方的需求，希望对方幸福；

第三是亲近（Intimacy），也就是我们愿意和伴侣分享感情、欲望、思想和各种身心体验。

（2）哈特菲尔"两类爱情"

第二个爱情心理学理论是依兰·哈特菲尔（Elaine Hatfreld）提出的。她认为人类有两种爱情，一种是"共情之爱"（Compassionate Love），一种是"激情之爱"（Passionate Love）。"共情之爱"指的是一种互相尊重、依恋、信任和喜爱的感情，通常建立在一种互相理解、互相尊重的基础之上。"激情之爱"指的是一种强烈的情感包括强烈的性吸引、坐立不安的焦虑和行动的热情。当这些情感得到积极回应时，人们会觉得特别快乐和满足；没有得到回应时，会让我们感到悲伤、失落和痛苦。哈特菲尔认为，"激情之爱"通常延续的时间是从 6 个月到 30 个月左右（不超过 3 年）。她同时也认为，"激情之爱"的产生需要三个要素：首先是文化期望、鼓励人们相爱，同时也遇到了他理想中的爱人，并且能够体验到一种强烈的身心冲动。

理想的爱情当然应该是从"激情之爱"变成"共情之爱"，因为后者更加持久幸福。哈特菲尔认为，虽然大家都希望自己的感情生活永远包括强烈的"激情之爱"和稳定的"共情之爱"，但这样的愿望一般难以实现。

（3）斯滕伯格"爱情三角理论"

美国心理学家斯滕伯格（Robert J. Sternberg）提出了"爱情三角理论"。

他认为，真正的爱情就像三角形一样，是由三条边组成的，缺一不可，这三条边分别是亲密（Intimacy）、激情（Passion）、承诺（Commitment）。这三种爱情元素的结合，产生了不同类型的爱。

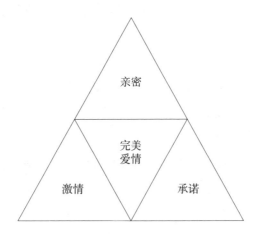

图 1　斯滕伯格"爱情三角理论"

"亲密"是指伴侣之间的心灵相近、互相结合、互相归属、互相热爱的一种情感为主的体验；

"激情"是指强烈渴望与伴侣结合，促使关系变得浪漫，源自外在的吸引以及内在的性需求；

"承诺"可分为短期和长期的关系，短期的成分是决定去爱一个人，长期的成分是对两人之间的亲密关系所做的一种持续的承诺。

随着认识的时间增加及相处方式的改变，上述的三种成分将会有不同的改变。根据斯滕伯格（1986）的理论，这三种成分又可以组成 8 种不同爱情关系的组合，可以分为：

喜欢（只包括亲密部分）；

依恋（只包括激情部分）；

空爱（只包括承诺部分）；

浪漫之爱（结合了亲密和激情）；

友谊之爱（包括亲密和承诺）；

愚蠢的爱（等于激情加上承诺）；

无爱（三种成分都没有）；

完整的爱（三种成分共聚在一个关系中）。

大量心理学研究证明：爱情，它不仅仅是一种情绪体验，它和人类的饥饿感、性欲望、求生本能一样，是人类最原始的生存本能。一个心中有爱的人，往往更加善良、道德、健康或长寿；一个心中充满仇恨的人，往往更加恶毒、残忍、变态或短命。如果我们连最基本的爱情都没有体验的话，也很难产生对家人、他人、社会和国家的爱。

4. 构建和谐夫妻关系

无数事实证明，生活上的放纵，必然导致灵魂上的扭曲、物质上的贪欲、政治上的腐败。千里之堤毁于蚁穴，党员干部只要沾上美色搞不正当关系，思想防线迟早会坍塌。干部要真正做到严守底线、心存敬畏，方能站稳脚跟，抵制住诱惑，远离"美色陷阱"。

反观现在，我们有些干部的堕落沉沦却是从家庭道德缺失开始的。据相关资料统计，近年来查处的贪污腐败分子，95% 都存在养"情人"、包"二奶"等问题[1]。这反映出有的干部夫妻关系不和谐、家庭道德缺失等问题，已成为影响社会健康发展的恶疾。于是，有的地方将"孝敬父母""忠于配偶"等纳入干部考核内容，得到了广大干部群众的支持与赞同。尊老爱幼、夫妻和谐，是中华民族的传统美德，也是对为官从政者最基本的道德要求。

（1）伴侣的亲和度

从 20 世纪 70 年代开始，心理学家开始关注爱情、婚姻、人际关系等心理学问题的实验研究。但我们不得不承认，爱情和婚姻是人类复杂和微妙的心理和行为现象，存在很多难以捉摸、不可预料的问题。特别是从 20 世纪 60 年代开始，妇女运动、民权运动的发起，人类思想的变化和技术的革新使得人类的婚姻越来越处于尴尬的处境。我们一方面仍然相信美

---

[1]　秦天枝. 为什么贪官背后总有"美色" [J]. 人民论坛，2010（8）下：38–39.

满婚姻是可能的，但一个不容忽视的现实是——离婚率越来越高。美国有
50%的婚姻以离婚结束，只有30%的婚姻是健康快乐积极的，其他地区也
一样，婚姻质量下降的现象较为明显。在中国，随着经济的发展、社会的
进步、生活水平的提高、妇女地位的改善，同时带来的一个负面影响是：
婚姻也开始遭受各种诱惑和干扰，婚姻质量下降、离婚现象频发。如果真
的想从婚姻关系中得到幸福，我们还真得好好想想，到底找什么样的人结
婚，婚姻才能稳定、积极和幸福？

　　传统上认为的配偶的特质，已经变得不那么重要了。比如说长相，没
有任何心理学证据能够证明"长得漂亮可以保证婚姻质量"。甚至有研究
显示，外表的魅力与关系的满意程度还存在一些负相关。

　　马里兰大学心理学教授田代·泰（Ty Tashiro）在其著作《保持幸福婚
姻的科学》中指出，长得漂亮对婚姻幸福没有太大的帮助，甚至可能还有
一些负面的影响。也就是说，过于漂亮的男女两性的婚姻关系可能会有一
些不稳定的风险。

　　另外，金钱对于我们婚姻质量的影响，好像也不是那么大。已有的研
究发现，家庭收入和婚姻质量的关系在于：对于收入比较低的夫妻来讲，
金钱有较大影响，正所谓"贫贱夫妻百事哀"；然而，在家庭年收入超过
了75000美元之后，家庭收入对婚姻质量的影响就明显地消失了。甚至还
有研究发现，收入的增加与社会压力以及社会孤独感的增加，反而存在正
相关。

　　那么，到底什么样的变量能够较好地预测婚姻关系的质量呢？现在看
来，心理学家的结论实际上和母亲们一直以来就在告诉女儿的那个秘密是
一致的，即"嫁一个好人"。什么样的人算是好人？

　　可以参考著名的"大五人格"中的亲和度指标（Agreeableness）。"大
五人格"由著名心理学家麦克雷（McCrae）等人提出，是用来描述人类个
体差异的一种被广为接受的理论。研究者通过词汇学、行为学、遗传学等
多学科研究方法，发现了可以用来概括人类所有个性差异的五种人格特质：
外倾性、开放性、亲和性、尽责性、神经质或情绪稳定性。

其中与婚姻关系、幸福感有密切联系的是"亲和性"。亲和性得分高的人通常善解人意、热情周到、友好大方、乐于助人；他们对人性往往有比较乐观的看法，相信人是诚实、正直、值得信赖的，也就是通常所说的"持有积极心态的人"。

在夫妻关系中，这种亲和性强的人更容易让对方感到舒服和快乐，也更敏感于对方的满足和愉悦。从这个角度来说，他们也是理想爱人。所以，根据心理学研究，他们的婚姻质量可以保持在较高水平上。

有一个对 168 对夫妻的长期追踪研究发现，那些亲和度得分高的夫妻，经常表露对对方的喜爱，同时也容易制造一些浪漫，夫妻关系也较好。

由此可见，中国母亲们的直觉是正确的——找个性格好的男人。他们更愿意关心、照顾自己的太太，他们也更愿意做出自我牺牲。同样，拥有亲和力高的妻子，也是男人一辈子的福气。

（2）沟通的艺术

著名心理学家约翰·古德曼（John Gottman）和他的夫人茱莉雅（Julie）成立了"古德曼研究所"，致力于用科学的方法，研究如何帮助夫妻或情侣维持亲密的关系。他们的婚姻咨询中心在全世界都享有盛誉。研究发现：夫妻之间的"沟通艺术"是夫妻维持长期关系和保持幸福的重要原因。

1986 年，古德曼和罗伯特·莱文森（Robert Levenson）在美国华盛顿大学成立了一个"爱情实验室"。他们邀请了一些新婚夫妇到实验室参加心理学实验，希望通过观察这些新婚夫妇之间的互动、交流和沟通，来了解夫妻婚姻关系幸福的原因及影响夫妻关系的要素。

当这些夫妇来到"爱情实验室"时，研究人员会将每对夫妇连上电极，测量他们的身心反应（比如心率、血流量、出汗的次数与程度）；夫妻之间的任务就是聊一聊他们之间的关系，如何初次见面，生活中面临的主要问题，以及美好经历等。

古德曼和莱文森主要依据夫妻间互动和沟通时的身心反应、行为差异，来判断和预测夫妻关系的稳定和幸福感。根据他们多年的研究发现：夫妻之间的沟通交流方式对于婚姻稳定和幸福有较大影响。

有些人被称为关系高手（Masters），他们在讨论彼此的经历和生活中所面对的问题时，往往是温馨、关怀、体贴、平静的沟通风格，没有特别强烈的生理应激反应。尤其是他们能够通过对话来刻意营造一种彼此信任、相互支持、双方满意的亲密感。这些人在实验研究后的6年之内始终保持愉快积极的婚姻关系。

另外一些人被称作是关系祸害（Disaster）。这些祸害婚姻关系的人，往往随时做好了咄咄逼人攻击对方的准备，即使在谈一些快乐的事情时，他们的血流、心跳都会加快。因为这些祸害关系的人对任何事情都做好了一种战争或逃跑的应激反应，即使是与伴侣坐下来好好谈话这样的事情，对他们来讲都会产生一种生理上的排斥。

那些关系高手往往会对自己配偶的任何话题，包括无聊的话题都表现出一种兴趣、关心、支持和迎合；而那些祸害关系的人，往往表现出一种冷漠，继续看电视、看手机，完全没有回应，甚至是敷衍了事，更恶劣的还会带一些批评、挑剔，甚至是愤怒的负面情绪。因此，古德曼和莱文森认为，可以根据他们的沟通方式、应对方式和身心反应，预测6年之后，他们夫妻关系的状况：是继续相爱还是离婚？其准确率甚至可以高达80%~90%，超过了很多心理学的预测水平。

由此可见，维持夫妻幸福婚姻关系，最重要的不是金钱、不是地位、不是美貌、不是权势，也不是孩子的学习，而是夫妻双方之间的情感交流，是体贴、宽容、支持，是以积极的心态、感恩的心态来尊重欣赏对方，而不是以轻视、挑剔、敌意的方式来对待对方。那些总是轻视、挑剔自己的伴侣，忽视伴侣优点、情感需求的人，其实往往是在为自己的婚姻撒下失败的种子。

另外，在婚姻中还有一个重要的问题，是双方对不同问题、不同事物、不同价值、不同人的不同看法。而争吵往往是考验夫妻体贴最有挑战性的时刻。体贴并不意味着压制自己的感情，而是通过建设性的方式解释自己的立场；同时，尽量去理解别人的观点和看法，这才是宽容和体贴的夫妻沟通方式。

夫妻之间的沟通，当然也可以借助一些非言语的方式来进行。比如说小小的礼物、生日的鲜花、浪漫的诗篇、幽默的语言等，这些在日常生活中看似不起眼的细节，也是关系高手的成功之道。

心理学家洛萨达（Marcial Losada），在全世界调查了上百对幸福和不幸福的夫妻，发现一个很重要的分界线，叫洛萨达线（Losada ratio）。幸福夫妻之间的沟通大概是5句"支持、关心、体贴、颂扬、欣赏"的积极话语，1句"批评、询问"的消极话语。而离婚夫妻之间的沟通的平均比例，大概是3句积极的对4句消极的。

夫妻之间不可能只是一味地颂扬、欣赏、迎合，当然更不应该是挑剔、批评、敌意。这种神奇的"洛萨达线"，在某个程度上也说明，夫妻之间的幸福关系，其实很大程度上是由我们的言行所决定的，这也是大数据没有告诉我们的幸福婚姻的秘诀之一。

我们有的干部走上领导岗位之后责任大了、任务重了，曾经的夫妻恩爱减少了，对伴侣不耐烦了，对家庭的照顾也看不见了，很容易在夫妻之间产生所谓的背信当初承诺的现象，直接导致夫妻矛盾增加。因此，我们应多沟通多交流，多换位思考，避免家庭冲突，构建和谐家庭。

第五部分　身体篇

> 要对这残缺的世界保持耐性，
> 也别高估自己的完美。
>
> ——卡尔·荣格（Carl Gustav Jung）

背景知识

（一）身体健康的重要意义

1943 年，周恩来同志在《我的修养要则》的最后一条写道："健全自己的身体，保持合理的规律生活，这是自我修养的物质基础。"周恩来强调了身体健康的重要性，认为"这是自我修养的物质基础"。只有有了健康的身体，才能更好地学习、更好地工作，更好地为人民服务，才能肩负起历史赋予我们的神圣使命。

健康是人生第一财富，健康的领导力始自健康的干部。没有一个强健的身体，一切无从谈起。特别是对那些处在领导岗位的人来说尤其重要，因为他们健康的体魄是整个组织机构顺利运行的首要条件，干部如果病了，怎么工作，怎么高效率工作？因此，广大干部一定要注意保护好自己的身体。

近年来有关公务员群体健康状况的报道显示，公务员中高血压、血脂异常、高血糖、超重和肥胖等生活方式病高发，并且呈现年轻化趋势。爱康集团联合今日头条于 2019 年 3 月共同发布了《2019 中国公务员健康绿皮书》，通过深入分析近 30 万份公务员健康大数据，向大家解读了公务员群体的健康现状。所用分析数据来源于爱康集团收集的公务员人群常规体检结果的数据库，2018 年公务员人群有效数据量为 295489 份，共选取 16 项体检指标异常来反映中国公务员相关疾病的患病风险，包括心血管（高血压、总胆固醇增高、甘油三酯增高、低密度脂蛋白胆固醇增高），代谢类（空腹血糖增高、尿酸增高），消化系统（脂肪肝、幽门螺杆菌阳性），男性前列腺异常，女性乳腺结节、宫颈异常，骨质疏松（骨量减少）以及职场人群常见的眼底异常、颈椎异常、体重指数增高等。

基于近 30 万人的体检大数据分析发现，困扰公务员的健康问题主要包括：

"低头族"危害大：颈椎异常是排名第一的健康问题，这可能与部分干部长期伏案工作有关。

"红颜杀手"威力强：宫颈癌是 16~45 岁女性中发病率第二的恶性肿瘤，堪称"红颜杀手"，四成多女性干部提示宫颈异常。

"四高"风险需关注：中国心血管疾病成为居民死亡原因首位，高达 43%，远高于肿瘤的 26%。因此，与心脑血管疾病密切相关的"四高"问题需要重点关注，干部的高血糖、高血压和高血脂的检出率以及 BMI 指数也略高于中国成年人的平均水平。

（二）心理问题与躯体疾病

现代医学心理学研究发现，人类过度的喜、怒、哀、乐、爱、恶、欲容易引发身体疾病，大致可以分为两大类。

一是激情引起疾病，即暴发性强烈情绪，如绝望、恐惧、盛怒、狂喜等引起疾病。正如有学者指出："喜怒伤气、寒暑伤形、暴怒伤阴、暴喜伤阳。"可见暴怒易导致心脏病发作、视力障碍、耳闭耳聋。

二是心境引起疾病。即在一段时间内持续的微弱的不良情绪状态会引起疾病。"怒则气上，喜则气缓，悲则气消，恐则气下，惊则气乱，思则气结。"同时《内经》还认识到心为五脏六腑的主宰。因此，心理失调容易导致心伤，而心伤则可引起其他脏腑功能的失调，"悲哀忧愁则心动，心动则五脏六腑皆摇"。

心态特点与某种疾病的发生具有一定关系，但并不是某种疾病一定具备某种心态特点，或某种心态特点一定得某种疾病。由于心态特点的复杂性，学者们研究心态的方法不同，所得出的结果也不尽相同。但是可以肯定的是，身心健全的人不易患病，即使患病也容易恢复健康；心态不良的人则容易患病，健康的恢复也较慢。得癌症与心态和劳累有着重要关系。

人体的生理活动与心理活动是相互联系、相互制约的。在对待疾病病因的问题上，我们既要看到生理、遗传、病毒、感染及免疫等因素的作用，也要看到心理因素的作用，而疾病往往是这两者综合的作用。从目前的实际情况来看，不少人常常忽视了心理因素对疾病的影响，头痛医头、脚痛医脚，而没有从心理根源上去医治。

1. 消极情绪与癌症

不良情绪可能成为患癌先兆。临床上有数据显示，90%以上的肿瘤病与心理、情绪有直接或间接的关系，精神创伤、不良情绪都有可能成为患癌症的先兆。消极的情绪会影响到人体多个系统，如果长期不愉快或者失望，会抑制胃肠运动，从而影响到消化机能；焦虑和愤怒则会使肾上腺素皮质类胆固醇等内分泌激素增加，造成人的心率加快、血压升高，使胃肠蠕动减慢。人一旦拥有这些负面情绪，很容易通过大脑的反射降低身体的生理机能，造成能力降低或缺失，使机体从抗癌抑癌状态转向致癌状态。有人说："得了癌症，一是吓死的，二是愁死的，三是病急乱投医治死的，四才是病死的。一个人机体上得了癌并不是最可怕的，最可怕的是精神上垮了，那这个人就无可救药了……"不可否认，一个人的情绪好坏不仅会影响身体健康，甚至可诱发癌症；反之，癌症患者的心情好坏对于治疗也很重要，积极情绪甚至可以帮助战胜癌症。[①]

2. 性情忧郁与心肌梗死

国内外相关调查发现，心肌梗死的发生与患者受教育程度、职业应激因素有关。在从事脑力劳动的知识分子中，心肌梗死的发生机会与长期紧张的脑力劳动有关。大多数心肌梗死患者年龄在 40~60 岁，因为该年龄段的人在家庭和社会中承担着较多的责任和压力，父母的赡养、子女的教育、自身的事业以及临近更年期的一些变化，这些都让中年人这个群体处于一个心身疾病高发的危险区域，容易陷入焦虑紧张的状态。中医很早就提出了"暴怒伤肝、过虑伤心"的观点，其实是很有道理的。过于紧张焦虑的情绪会影响其机体中枢神经系统及内分泌系统的调控，致使交感—肾上腺神经系统亢进，血脂与血胆固醇水平增高，血液黏稠度增加，因而容易发生心肌梗死[②]。

消极情绪与心肌梗死的形成有很大关系。它会使心率的变化发生紊乱，从而对心脏产生压力，使心脏负担过重，引起心血管系统的病变。所以要预防心肌梗死的发生，应该有一个健康的心理，有意识、有针对性地采取自我保护措施，注意劳逸结合，不要过度劳累；注意加强自身修养，遇事不急、不躁、不怒。

3. 不良情绪与糖尿病

最新科学研究发现，不良情绪和精神因素也是糖尿病的重要致病"元凶"。糖尿病的发病病理在于体内胰岛素的分泌不足或相对不足。胰岛素分泌的多少除了受有关内分泌激素和血糖等因素的调节外，还直接受自主神经功能的影响。当人处于紧张、焦虑、恐惧或受惊吓等情绪时，会直接抑制胰岛素分泌，同时还会促使肾上腺素分泌增加，也间接地抑制了胰岛素分泌。如果这种不良情绪长期存在，则可能引起胰岛 β 细胞的功能障

① 牧之. 心理急救——应对各种日常心理问题的策略和方法 [M]. 江西：江西人民出版社，2016.

② 王红燕，王晓燕. 浅谈不良情绪与心肌梗死发生发展的关系 [J]. 北方药学，2012（8）：81.

碍，使胰岛素分泌不足的倾向被最终固定，进而导致糖尿病。

要说明的是，不是所有人都会因不良情绪诱发糖尿病，不良情绪因素对胰岛素分泌的影响，对中老年人更为明显；再者，也不是所有的不良情绪都能导致糖尿病，只有这种情绪反复刺激、持久作用于机体时，才有可能诱发糖尿病。

同样道理，紧张、焦虑、发怒、恐惧、孤独、绝望等不良情绪，会使糖尿病人病情反复或加重。糖尿病人要放宽心境，以乐观、积极的态度对待生活，对待疾病。这对控制血糖非常关键。此外，平时多参加一些社交活动及适量的体育运动，也有助于改善心情，控制病情。病人家属也应多疏导、鼓励、安慰并理解患者，帮助其树立战胜疾病的信心。再有，患者还可参加一些糖尿病专题讲座，了解糖尿病及其并发症的基本知识和应对措施，纠正错误认识及不良行为。当患者出现焦虑、抑郁等情绪难以排解时，应及时找专科大夫就诊，避免病情加重。

4. 性情急躁与冠心病

冠心病是当代社会的一种普遍疾病，它在世界人口的死亡率中占有很大的比例。研究发现，冠心病与人的情绪及性格有显著关系。

A型行为已被认为是冠心病的危险因素。A型行为人群包括一组特点，即富于竞争意识、潜在的敌意、缺乏耐心、过激的言论、偏执等。既往研究显示，A型行为患者冠脉狭窄程度大于等于50%的血管数显著高于非A型行为患者，严重冠脉狭窄者90%为A型行为者。有研究者猜测，A型行为者发生急性心肌梗死后产生的心理应激具有强烈的交感神经反应，这种高交感反应使心肌活动处于一个不稳定状态，易于发生恶性室性心律失常，增加急性心肌梗死后死亡率。另外，一些慢性应激原，如低社会支持、低社会经济状况以及紧张、压力等工作应激均可导致冠心病的相对危险增加。

（三）躯体疾病患者的心理变化

科学健康观的普及使人们意识到心理健康与身体健康同等重要，身心健康相互影响、相互促进。不管是何种类型的疾病，都会使个体原有的生活模式发生变化，这种变化给病人的内心带来强烈的冲击和痛苦，加上躯体痛苦，这是双重打击，容易引起病人心理各个方面的变化。

1. 焦虑心理

焦虑是患者在预感要发生不良后果时出现的一种复杂的心理反应，主要特征是恐惧和担心。焦虑特别是在一些重大疾病患者中普遍存在，一般出现在病人得知自己患了疾病的早期、病情有恶化和复发时，主要表现为烦躁不安、感觉过敏、出汗、心悸、厌食、恶心和腹部不适等。引起焦虑的原因首先是病人害怕疾病可能夺去自己的生命。应当指出，一定程度的焦虑有利于激发病人对自身疾病的重视，增加治疗的责任心。但过分长期的焦虑就会影响病人的免疫功能，不利于治疗和康复。因此，给病人做好耐心细致的思想工作，宣传疾病特别是一些重大疾病并不可怕，解释各种治疗的特点、可能出现的副作用及其处理方法等，对于解除病人的焦虑情绪是十分重要的。

2. 多疑心理

多疑是患者普遍存在的心理反应，是病人过于关心自己病情的表现。在疾病刚刚确诊时，病人不愿承认现实，总是猜疑诊断是否准确，检查结果是否弄错。治疗过程中，病人会疑虑手术是否已将病灶清除，治疗方案是否最适合自己的病情。对医生、家属和其他有关人员的言行倍加关注，听到他们低声细语，看到他们有不好的表情，都认为与自己的病情有关，怀疑自己的病情很重，治疗效果不好等。对别人的好言相劝也半信半疑，甚至曲解别人的意思，对吃药打针处置检查也疑虑重重，担心误诊，担心吃错了药、打错了针。有的凭自己一知半解的医学和药理知识，推断药物，推断病情。他们特别担心药物的副作用，担心概率为百分之几、千分之几的医疗差错或意外不幸降落到自己身上。身体某部位稍有异常感觉，便乱作猜测。另外，有的还会担心因病而增加家庭经济负担，影响自己的前途等。

3. 依赖心理

一个健康人一旦生了病，自然会受到家人和周围同志的关心照顾，即使平时在家中或单位地位不高的成员，也会突然升为被人关照的中心。同时，通过自我暗示，病人自己也容易变得软绵绵的，不像以往那样生机勃勃。这时病人一般变得被动、顺从、娇嗔依赖，情感变得脆弱甚至带点幼稚的色彩。只要亲人在场，本来可以自己干的事也让别人做，本来能吃下去的东西几经劝说也吃不下；一向独立性很强的人变得没有主见，一向自负好胜的人变得没有信心。即使做惯了领导工作的人，现在对医务人员的嘱咐也百依百顺。这时他们的爱和归属感增加，希望得到更多亲友的探望，希望得到更多的关心和温暖，否则就会感到孤独、自怜。

4. 失助自怜心理

这是一种无能为力、无可奈何、悲愤自怜的情绪状态。这种情绪状态往往发生在患有重病或面临生命危险的病人身上。它是由于心理应激的失控、自我价值感的丧失、自信心的降低而造成的，是一种消极的心理。著名的积极心理学家塞利格曼（Seligman）认为，当一个人认为他对情境没有控制力，并因此无力改变它的时候，就会产生失助感。在失助的心理状态下，病人往往出现自卑自怜的情绪："我为什么偏偏生这种病""老天爷为什么和我过不去"。病人出于绝望，有时无缘无故地大发脾气，有时表现为情绪木僵、麻木不仁，好像大难来临似的，有的总是照镜子与自我告别，回首往事，留恋人生。

（四）躯体疾病患者的心理治疗

对躯体疾病的治疗，传统的生物医学模式已经向"生物—心理—社会—文化"模式转变，因此对疾病的治疗必须要考虑心理因素的作用。首先，心理和生理同时治疗，对具体疾病应有不同的应对方案。对急性发病且躯体症状非常严重的病人来说，应在采取医学急救措施的基础上进行床前心理治疗；对于心理症状表现比较明显的病人，特别是与慢性疾病有关的心理问题，应该在实施常规躯体治疗的同时，辅以常规的心理与行为治疗。

对躯体疾病的相关心理治疗主要围绕的目标是：消除心理学病因，特别是一些与心理因素密切相关的疾病，治疗方法包括非药物治疗及药物治疗[①]。非药物治疗包括心理干预、认知行为治疗、生物反馈治疗等。

认知行为治疗是在 60 年代发展出的一种有结构、短程、认知取向的心理治疗方法，主要针对抑郁症、焦虑症等心理疾病和不合理认知导致的心理问题。它的主要着眼点在患者不合理的认知问题上，通过改变患者对自己、对别人或对事务的看法与态度来改变心理问题。合理情绪治疗是认知心理治疗中的一种重要疗法。下面简要介绍合理情绪疗法。

1. 合理情绪疗法的定义

合理情绪疗法（Rational-Emotive Therapy，RET）是 20 世纪 50 年代末 60 年代初由美国临床心理学家阿尔伯特·艾里斯（Albert Ellis）倡导的。它以理性思维方式和观念代替不合理的思维方式，以理性治疗非理性，以最大限度地减少不合理的理念给他们的情绪所带来的不良影响使自己的心理趋于健康。本疗法是以改变病人的认知为主的治疗方式。

（1）不合理信念

什么是不合理信念呢？它主要包括三个方面：

一是对自己的不合理信念（如我做事必须尽善尽美）；

二是对他人的不合理信念（如对不好的人应给予惩罚）；

三是对周围环境及事物的不合理信念（如：已注定的事无法改变）。

（2）不合理信念特征

①绝对化的要求（Demandingness）

即从自己的意愿出发，认为某事一定会发生或一定不会发生，强调"应该""必须"。

其不合理在于，人们不可能在每件事情上都获得成功，即使某件事取得了成功，也不可能得到所有人的赞赏。而一旦这样的现实出现，持有此类信念的人就会受不了，因而产生情绪上和行为上的障碍。这种绝对化的要求反映了他不合理、走极端的思维方式。

---

① 姜红岩，李瑞杰. 心理因素与心血管疾病 [J]. 中国临床医生杂志，2008（8）：74-76.

②过分概括化（Overgeneralization）

即以某件具体事件、某一言行对自己进行整体的评价。这是一种以偏概全的思维方式，是思维的专制主义。人们在对自己的绝对化要求中常常会走极端，认为自己某一件事情上办得不好，没有获得成功，就说明自己一无是处，但其实这只说明只是这件事上办不好。因此，人们应当就自己的某一行为的表现而进行评价，不能因一件事而否定个人的价值。

人们对他人也常有某种不合理的要求，如果对他人持有绝对化要求，就会发现他人的言行总是与自己作对，因而陷入消极的情绪体验中，如"愤怒、怨恨、压抑"等。

③糟糕至极论（Awflizing）

即如果某一件不好的事情发生，其结果必然非常可怕，糟糕至极，是灾难性的。这种思维方式容易导致焦虑、悲观、压抑、犹豫等不良情绪。将一件事情的负面结果夸大到极点，反映了个体走极端的不合理的思维方式。

艾里斯认为，人一出生就有一种心理倾向，即要坚持自己的向往和追求都能得到满足，期望自己的愿望会实现。生活中某些向往和要求的确如意地实现了，这种积极的记忆强化了我们的"全能幻觉"，认为我们一定能比所有人幸福，一定比其他人更成功。当我们一旦遇到挫折和逆境时，我们就无法接受，认为这些不该发生在自己身上，从而导致不良的情绪。此外，"适者生存"的文化、"焦虑"的父母和充满竞争的社会，都在强化事事超过他人的非理性信念。这些信念虽然是前进的动力来源，但一旦过头，就会使人在思想上钻牛角尖，形成心理负担。

2. 合理情绪疗法的 ABCDE 理论

通常，人们总习惯于把自己的不良情绪归结于环境事件，但 ABCDE 理论认为，情绪不是由某一诱发性事件 A（Activating event）直接引起的，而是由经历这一事件的个体对这一事件的解释和评价 B（Belief）引起的，而解释和评价则源于人们的信念，就是个体对事件的情绪和行为反应的结果（Consequence）。ABCDE 理论的独特之处在于强调 B 的重要作用，认为

A 只是造成 C 的间接原因，B 才是情绪和行为反应的直接原因。

一旦不合理的信念导致不良的情绪反应，个体就应当努力认清自己的不合理信念，并善于用新的信念取代原有的信念，这就是所谓的 D（Disputing），即用一个合理的信念驳斥，对抗不合理信念的过程，借以改变原有信念。驳斥成功，便能产生有效的治疗效果 E（Effect），使来访者在认知、情绪和行动上均有所改善。

ABCDE 理论包括一套通过认识不合理信念到改变不合理信念，进而调整情绪和行为的步骤和阶段，它始终强调现在，重视人的理性力量，相信人最终通过自我调节而顺应环境，把人的主动性提高到一个重要位置。

合理性情绪治疗法实质上是一种豁达的人生态度。它承认富裕、家庭幸福、事业美满、爱与被爱是每个人追求的目标，能拥有一切固然是美好的，但我们不能把生命的全部基础都投在获得这些美好的事物上。

3. 合理情绪疗法的过程

（1）心理诊断阶段

通常在第一来访中进行。当取得来访者的信赖后，咨询者要探讨来访者的诱因。根据 ABCDE 模式找出他的不合理信念。他叙述的问题可能看上去千头万绪，十分复杂，但涉及的不合理信念数量很少，可能只有几种不合理信念在不同的情境下的反应而已。

（2）领悟阶段

此阶段是治疗的准备阶段，主要任务是让来访者了解此疗法的知识，使其对合理性情绪疗法的原理及实施有思想准备。

领悟的不同层次：

A. 首先向来访者强调人的信念，讲述 ABC 理论，帮助他们认识到 B 是引起情绪和行为反应的直接原因。

B. 向来访者解释不合理信念是在过去经验中习得的，并通过思维、行为多次重复而一直存在于人的头脑中。

C. 帮助来访者认识引起并使自身症状持续的原因，即找出不合理信念（最重要的领悟）。

D. 帮助来访者领悟到，从前未加分析的某些观念并非真理，未经验实，不符合逻辑，为下一步合理信念的取代做准备。

（3）修通阶段

治疗者要使用逻辑的、经验证实的方法与不合理观念进行论辩，其论辩方式可参考：

A. 质疑式：直接质询当事人他这种信念是否有足够的事实证据。

B. 价值式：质询当事人目前的情绪和行为反应是否确有价值。例如，一旦被上级领导骂，就可以整天愁眉苦脸，放弃继续努力吗？

C. 极端式：质询当事人这件事最坏的结果是什么。例如，如果年终考核没有进前三名，最坏的结果是什么？真的就那么可怕吗？

D. 更新式：提醒当事人："从另一个角度想一想，考核结果不像你预期的那样，是否也是一件好事呢？"

E. 夸张式：故意夸大当事人的信念，使当事人看到它的不合理之处。例如，是不是广而告之说你单位年终考核未达到预期成绩，以至于天就要塌下来，提醒别人小心呢？

（4）建立新的合理观念阶段

在通过上述阶段，使当事人原有的不合理观念发生动摇后，干预者要帮助对方及时发展新的合理观念，并且在发现合理观念后要及时巩固，可要求当事人多次重复诵读该观念以获得巩固效果，以使其能更习惯地采用合理的思维方式。

4. 治疗技术

（1）辩论法。对于有一定文化知识和反省能力的人十分有效。要求治疗者大胆地、毫不客气地对来访者持有的不合理信念进行挑战和质疑。可采用不断深入的提问方式质疑。

（2）假设最坏的可能。帮助对方从不合理方式中走出来，并且不总会发生。假设最坏的可能性有助于帮助对方认识到情绪的困扰不在于这种不利的事件，而在于内心的恐惧，对恐惧的恐惧才是真正的祸根。

（3）角色扮演分析。进行时，让当事人与干预者互换角色，为不合理观念进行辩护，让当事人扮演干预者进行反驳和质询。当事人通过寻找理由和证据进行反驳的过程，为自己建立新的合理观念提供了依据和材料。

（4）认知家庭作业。可采用布置作业形式，把治疗的进展带回到日常生活中，一种是固定格式的作业，让其找出 A 和 C，然后是 B，为 D 做辩护，最后填 E 辩护效果。另一种是自由格式作业，完全由当事人合理地进行自我分析，找出不合理信念并与之辩论。

（5）合理的情绪想象。情绪通过改变想象而改变。首先让当事人想象其引发情绪困扰的场景；其次让当事人保持想象，但要求改变自己的情绪，使之适度，并加以体验；最后停止想象，报告是怎样想、怎样做，方使情绪体验有所改变的。干预者要及时强化合理观念补充，使来访者产生新的合理观念和认知情绪。

一、慢性疲劳综合征

案例取材：真实人物

案例参考：心理咨询案例改编

（一）案例介绍

一般资料：求助者小张，男性，26 岁，硕士毕业，公务员，未婚。

主诉：求助者小张硕士毕业后顺利考入某国家机关。他觉得工作来之不易，应该好好努力，以图将来有好的发展。因工作勤奋，受到领导和同事的好评。但一年多以来，总是感觉非常疲劳，觉得脖子僵硬，有时颈部肌肉抽搐，伴双上肢无力，持物不稳。为此到多家医院反复检查，甚至曾经专门住院检查，但均没有发现明显器质性病变，医生也觉得无法用医学解释他的症状。求助者认为自己病得很严重，非常担心自己的身体，担心自己的工作，担心领导同事对他有看法。内心紧张，情绪低落，没有心情谈恋爱、工作。领导和同事们关心他，他担心别人可能是怀疑他装病。他担心因为身体的原因被调离，觉得那简直就是灭顶之灾！最近半年多来还出现了心慌、头痛、没有胃口、晚上入睡困难等症状，工作上也出现了较多失误。求助者非常苦恼，不想上班，借故不参加同学聚会、家庭聚会。春节时以工作忙为借口，没有回老家看望父母。在朋友的极力劝说下，他找心理咨询师进行了咨询。

心理咨询师观察了解到的情况：求助者家境一般，但家教严格，从小做事循规蹈矩，追求完美，几乎没有冒过险。考入国家机关单位的事曾在家乡引起轰动，父母对他更是寄予了厚望，他自感责任很重，压力很大。求助者为人忠厚，人际关系良好，从未谈过恋爱。自幼身体健康，自称没有疾病史、外伤史，也没有明显的经济压力。

相关案例

2012年11月25日，辽宁号航母舰载机训练总指挥罗阳同志突发心肌梗死猝死，年仅51岁。这么多年，睡觉对于罗阳来说就是一种奢侈，711工作制（每周工作7天，每天工作11小时）已经是常态，724的工作方式（一周24小时吃住在岗位）每个月至少也要拼上这么一回。他在上航母之前就曾有心慌的感觉，但没有想到，罗阳同志牺牲在训练结束的那一天。

2013年，杭州市市长邵占维在参加两会期间猝死，死于恶性心律失常，年仅58岁，主要原因为压力过大。

2016年10月5日，44岁的春雨医生创始人兼CEO张锐突发心肌梗死过世，头朝东，脚朝西，平躺在一条小路上，双手握拳平铺两侧，像是睡着一样，被发现时一只小狗安静地蹲在他的左边肩头。多家媒体报道称，张锐去世与过度劳累有关。

2016年6月29日，34岁的天涯社区副主编金波因长年熬夜加班，在北京地铁呼家楼站台突然晕倒，之后逐渐失去意识，经抢救无效去世。在抵达芍药居站时他还打电话给妻子，妻子做好晚饭正等他回家。

2017年9月28日，重庆铁路公安处禁毒支队副支队长何世林同志在侦办一起毒品案件时，因连续工作，劳累过度，突发脑出血，经抢救无效，不幸离世，倒在了安保工作第一线。"我起不来了，你们先顶住……"短短7秒钟，10个字，成了他今生的最后一次对话。没有告别，没有一丝预兆，他，永远地离开了。工作中，46岁的何世林发扬敢打敢拼的顽强作风，苦干实干，全身心投入缉毒工作，取得了突出成绩。近 5 年来，何世林参与办理毒品案件 315 起，缴获毒品 80 余公斤，捣毁制毒贩毒窝点 25 个，打掉犯罪团伙 42 个，抓获嫌疑人 409 人。

2017 年 10 月 1 日，30 岁的瑞安市公安局交警大队民警林凡突发心肌梗死，经送医院抢救 4 小时后，因公殉职。他已连续 3 周放弃休息，两天前还在处理一起 88 岁老人被车撞后索赔的案件。

（二）心理分析

案例中的来访者小张存在一般心理问题，究其原因，一是与自身性格特征有关，二是与原生家庭的无形压力有关，三是工作压力太大而引起的慢性疲劳综合征（Chronic Fatigue Syndrome，CFS），这也是最直接的原因。

不少人都误以为"公务员就是个成天喝茶看报的职业，耍得好、待遇好、地位高"。可是从上面那些案例中，我们看见的是爱岗敬业、勤政廉洁、一心工作、心系群众、忙忙碌碌的充实人生。他们的过劳死，也是公务员工作性质的真实写照。近年来，中央对公务员提出了更高的要求，也赋予了公务员更崇高的使命。因此，公务员面临的工作压力不会小，工作强度不会减，这是整风肃纪的需要，也是干部成长的需要，这些转变，群众应该看在眼里，记在心里，要用发展的眼光看待公务员这个为民服务的群体。

全国总工会开展的第八次全国职工队伍状况调查显示，47.1% 的职工每周工作时间在 40 小时以内，31.3% 的职工每周工作时间在 41~48 小时，每周工作时间在 48 小时以上的职工占比 21.6%，加班加点足额拿到加班费或倒休的职工仅占 44%，没有享受带薪年假、没有补偿的占 35.1%。对于干部的身体健康问题，应该引起政府的关注，毕竟辛辛苦苦培养起来的好干部，因为劳累而亡，是组织的损失，更是人民的损失，同时也给其家人带来无限的悲痛。

通过案例分析及调研发现，慢性疲劳综合征正在成为职场健康的"杀手"。"慢性疲劳"这种现象在职场中屡见不鲜，并且成了一颗"定时炸弹",开始威胁到每一个人——不管你愿不愿意,这都是事实。从疲劳到癌症只需要四步:轻度疲劳→深度疲劳→重要脏器内部变异→诱发癌变。

1. 何为慢性疲劳综合征(CFS)?

简单来说,慢性疲劳综合征就是一种身体出现慢性疲劳症状的病症。它由美国疾病控制中心在 1987 年提出,随后在 20 世纪 90 年代逐渐获得全球医学界的认同。它指的是健康人不明原因地出现严重的全身倦怠感,伴有低热、头痛、肌肉痛、抑郁、注意力不集中等症状。慢性疲劳综合征与长期处于工作紧张、竞争压力、生活事件影响以及长时间处于疲劳状态有关。

医学有统计表明,慢性疲劳综合征的易感人群主要有:

长期面对激烈竞争压力、心理负担巨大的人群,如企事业单位的管理者、干部、私营业主;

一些事业心强、工作繁忙的脑力劳动者,如科研人员、新闻工作者、法律工作者、警察等;

还有那些长期超负荷、精神处于紧张状态的体力劳动者,如劳动密集型企业中的员工、出租车司机等。

如何才算慢性疲劳呢?

如工作后回家休息(包括超时工作),第二天醒来微有倦意,就不算疲劳。但如果过了三天仍感疲劳,就是透支了精力。这些疲劳日积月累,肉体上和精神上的倦意也越来越多,就是慢性疲劳了。若还伴有肥胖、高血压、糖尿病、心脏病等,那么长期的慢性疲劳就会大大增加死亡的概率。受刺激、极度紧张恐惧、负重、繁忙的工作则是导致猝死的导火索。遗憾的是,多数人并不知道慢性疲劳的危害。而有些隐疾是连精密仪器也检查不出的,这就大大增加了猝死的可能。但我们可以通过一些简单的自我测验对疲劳程度进行评估以便及早发现和干预。专家列举以下 23 项症状:

(1)早晨懒得起床;

(2)经常感到疲劳、忘性大;

(3)公共汽车来了,也不想跑着赶过去;

（4）突然感到衰老；

（5）上楼时常常绊住脚；

（6）不愿意和上级、外人见面；

（7）写文章、报告时常有差错；

（8）说话声音细而短；

（9）不愿意与同事说话；

（10）总是托着脸呆想；

（11）过分地想喝汤或咖啡；

（12）不想吃油腻的东西；

（13）很想在饭菜上添加有辣味的东西；

（14）总觉得手脚发硬；

（15）肩部和颈部发麻；

（16）眼睛睁不开；

（17）老是打哈欠；

（18）想不起来亲友的电话号码；

（19）想把脚伸到桌子上；

（20）对烟酒过度嗜好；

（21）不明原因地发胖或体重下降；

（22）容易腹泻或便秘；

（23）想睡觉，但上床后不容易入睡。

上述情况如果有两条，说明疲劳是轻微的；如果有四条，就是中等疲劳，可以称为慢性疲劳了；如果有六条以上，那就是过度疲劳了，可能已有潜在疾病，必须引起注意，需到医院进行详细检查。

2. 慢性疲劳综合征的预防与治疗

经专业诊断为慢性疲劳综合征，除了药物方面的治疗以外，也不能忽视心理调适。积极主动的心理调适能够有效缓解疲劳，调整精神状态，对慢性疲劳综合征起到很好的预防和治疗效果。

（1）音乐疗法

音乐疗法（Music Therapy）是利用乐音、节奏对生理疾病或心理疾病的患者进行治疗的一种方法。主要针对在身心方面"有需要"进行治疗的个案，针对其"需要治疗"的部分，进行"有计划""有目的"的疗程。音乐疗法属心理治疗方法之一，利用音乐促进健康，特别是作为消除心身障碍的辅助手段。

针对干部实际，介绍一个简单实用且有效的音乐自我疗愈的方法——耳虫技术。

什么是耳虫技术？

在我们的日常生活中，很多人可能都会经历过一个有趣的现象：有时候你的头脑中突然会被一段歌曲的旋律所占据，不断地环绕回响，挥之不去。

例如很多人在 2019 年国庆节之后的很长时间，头脑中总是在回响这首歌曲的旋律："我和我的祖国，一刻也不能分割……"

这一现象被人们趣称为"耳虫现象"，意思是说，我们的耳朵里面有一只会唱歌的小虫子不断地为我们唱歌。

而我们每个人都会有很多自己喜爱的歌曲，每次听到它们就会产生很多美好的情绪体验甚至身体的体验，或令人平静放松，或令人激情澎湃，或令人心旷神怡……

音乐治疗师将这种音乐的耳虫现象变成了一种独特的治疗方法，用来调节和改善那些由于某些特定的环境、特定的场所引起的紧张、焦虑、愤怒、恐惧、悲伤等不良的情绪反应。这个方法简单方便，易于操作，且疗效立竿见影并能持久保持。

通常这个方法是由音乐治疗师在面对面的心理咨询场合中使用。但是很多时候，干部没能接受心理咨询。

因此我们对这个方法进行了改造，以便让更多干部能够自行方便地使用。

音乐设备：一切家庭常用的音乐播放设备均可使用。音响的效果尽可能好一些。如果你是使用自己的智能手机，建议最好使用耳机聆听音乐，这样效果会更好。

技术步骤：

第一步，确定一个糟糕的画面。先为自己选择一个这次想要解决的问题场景的记忆，也就是说一个最困扰你，让你不愉快的画面是什么？

例如，在新型冠状病毒性肺炎暴发的特殊时期，看到感染群众上呼吸机的场景等。总之，任何能引发自己不愉快情绪的记忆画面。感受一下当你想到这些令人不愉快画面的时候，自己有哪些不愉快的情绪体验和身体体验？

需要注意的是：首先画面一定要是具体的画面，这些画面可以是真实的记忆，也可以是想象出来的，但绝不是抽象的概念，诸如"我也许会被感染""我也许活不了了"之类的消极观念。其次，一次只能解决一个场景或画面，如果还有更多会引起不愉快情绪的场景的记忆需要解决，那就留到下一次。

第二步，设立一个理想的状态。问问自己，如果再次面对前面所说的那个不愉快的场景或环境的时候，你想要的理想状态是什么样的？

例如，你希望自己再次回到工作岗位上，看到群众痛苦样子的时候，自己的理想状态应该是镇定和有力量的；

当你在巨大的压力下感到非常紧张的时候，希望自己的理想状态是放松和平静的；

当你对自己的命运感到不安和恐惧的时候，希望自己的理想状态应该是乐观积极的。

需要注意的是：你想要的理想状态必须是足够的积极，以至于你此时此刻都不相信自己能获得这样好的状态。

这个理想状态不是那些你此时此刻觉得比较现实的状态，例如"我希望自己不要太紧张""我希望自己能不再害怕"，而是"我希望自己非常平静和放松"或"我希望自己非常勇敢，充满了力量"。

在目前自我感受很不好的情况下，你也许不相信自己会有那么好的状态，你可能会说："在这么糟糕的情况下，我怎么可能有这么好的状态？"不要考虑这个非常理想的积极状态是否现实和可能，只考虑这个理想状态是否是你最想要的。

在大多数情况下，你会随着下面的步骤进行，逐渐地发现，原来觉得不可能的状态变得非常可能了，因为每个人自我疗愈的力量之强大，往往超出自己所能想象的。

第三步，打分。如果这些理想状态的满分为7分，你目前的状态能打几分？

这个分数代表你目前积极情绪和身体体验的程度。也就是说，如果你感到恐惧、害怕，而你的理想状态是勇敢、坚定，那么你打的分值是代表你此时此刻内心的勇敢、坚定的感觉，而不是你的恐惧害怕的感觉。

另外，如果你给出的分数高于3分（包含3分），说明你所设定的理想状态不够积极，你此时此刻已经有些接近那个状态了。如果你把这个不够积极的状态设为你的理想状态其实是不够理想的，也就没有很大的价值了。你需要重新考虑设定一个你目前觉得不现实，但却是最理想的状态作为你这次自我疗愈的工作目标。

第四步，选择一首歌曲。在你喜欢的歌曲里，有没有一首歌会在你聆听的时候带来某种符合你上面所设立的那种理想状态的感觉？

其实不需要完全符合，部分符合就可以了。当然，符合程度越高越好。但是千万不要选择一首与你目前的不良状态相符合的歌曲，如果很压抑，就绝对不要选择一首压抑的歌曲，这会让你变得更加压抑！

第五步，仔细聆听歌曲。现在让我们静下心来仔细聆听这首歌。找一个安静的，不会被人打扰的地方，坐下来，闭上双眼，全身放松，深呼吸10次。然后开始播放歌曲，仔细地品味歌曲所带来的感觉。

你很快就会发现，这次聆听这首你熟悉的歌曲的感觉与你平时聆听它的感觉有很大的不同。可能是那种美好的感觉更加强烈，甚至还能捕捉到过去没有的，或不曾注意到的，更多的美好感觉。

第六步，自我疗愈开始。这是这项技术的核心环节。请和上一步骤一样，放松身体，做 10 次深呼吸，开始播放音乐，然后闭上眼睛，仔细体验这首歌曲所带来的美好感觉。

但是，步骤六与步骤五不同的地方在于：你稍后就开始回忆或者想象那个给你带来困扰或不愉快感觉的情景、环境、记忆，也就是我们在步骤一中提到的那个糟糕画面。你的头脑很快就会从这个画面离开，开始"胡思乱想"，这在心理学上被称作自由联想。

这时候把你的注意力从音乐转移到头脑中出现的各种画面、记忆、想法上去，让你的头脑跟随着这个自由联想的内容走，看看它究竟能想到什么？

很快你就会发现，尽管你的注意力并不在音乐上，但是这首歌曲让你头脑中所自动出现的想法和念头逐渐地变得越来越积极了。

恭喜你！你又向成功的自我疗愈向前跨了一大步。等到歌曲结束，先做一个深呼吸，慢慢地睁开眼睛。然后想一想，这次当你回忆到那些不愉快的场景、环境和画面的时候，你的感觉发生了哪些积极变化？然后再次给自己打一个分数：目前的感觉距离理想状态的 7 分还有多远？

第七步，重复步骤六。严格按照步骤六的做法重复多次，直到分值达到 7 分。

特别注意的是，每次开始的时候一定要从一模一样的画面开始，从这个糟糕的画面开始，后面很快地就进入了自由联想，你想到什么都是对的，永远不会错。

你的潜意识最了解你自己，它知道此时此刻想一些什么东西最能够自我疗愈。大部分人只需要重复 3~5 次就可以达到 7 分，成功地完成自我疗愈的过程。你会发现你潜在的自我修复力量多么强大，原来觉得那个不可能获得的理想状态居然就这样得到了。

第八步，让可爱的耳虫伴随。整个自我疗愈的过程通常需要 30 分钟左右。由于重复聆听这个你本来就很熟悉的歌曲，头脑中估计已经形成了不断萦绕循环的耳虫效应，而这个不断萦绕循环的歌曲旋律会让你时刻体验到那种理想状态，而且这个旋律和这种理想状态的体验会一直伴随着你，特别是当你再次面对那些令人不舒服环境的时候，你会发现自己的感觉变了，甚至你整个人都变了，变得淡定、自信和勇敢了。

这种现象在心理学上被称作"条件反射"现象。

（2）冥想放松法

冥想是一套很系统的方法，在这里，简单介绍一个冥想的"小技巧"。

如果你想使自己保持平静，请使用简单的方式，例如深呼吸，从1数到4，然后缓慢地呼出气。正念冥想被证实可以提高人的免疫力，促进康复，它是一种简单易行的方法，通过身体的充分放松和思想的平静达到身心舒畅。很多研究都证明了冥想可调节个体负性情绪、促进个体正性情绪，对于心身疾病具有显著的干预效用[①]，一些临床心理学家开发出了一种基于冥想的认知疗法（Mindfulness-based Cognitive Therapy，MBCT），并把它作为治疗抑郁症的一种重要方法[②]。冥想之所以具有帮助个体减少焦虑、降低压力等情绪调节功能，是因为冥想能改变人的情绪认知，其心理机制在于冥想使个体的脑 α 波指数显著升高，大脑放松、清醒和平静，此状态下人对外界情绪刺激对自身影响的估量更客观，减少了其情绪认知上原有的消极，同时也可能降低了情绪认知中原有的积极，使得情绪更加平和[③]。

手机里有关于冥想的APP，可以每天花点时间练习，回到当下，关注呼吸，将注意力锚定在腹部、鼻腔，或者双脚与地面的接触，进行自然而缓慢的腹式呼吸，疏解压力，改善情绪。

具体步骤：

（1）第一步：合上双眼，用一个舒服的姿势平躺或者坐着，轻轻闭上嘴，用鼻子缓缓吸气，心里默念"吸"。吸气的时候不要让胸部感到过度

---

① 陈语，赵鑫，黄俊红. 正念冥想对情绪的调节作用：理论与神经机制 [J]. 心理科学进展，2011，19（10）：1502-1510.

② Segal, Z., Williams, M., & Teasdale, J. (2002). *Mindfulness based cognitive therapy for depression: A new approach to preventing relapse.* New York: Guilford Press.

③ 任俊，黄璐，张振新. 冥想使人变得平和——人们对正、负性情绪图片的情绪反应可因冥想训练而降低 [J]. 心理学报，2012，44（10）：1339-1348.

的扩张和压力。

（2）第二步：用鼻子缓缓地呼气，心里默念"呼"，呼气的过程不宜过快。

（3）第三步：在反复的呼吸过程中，尝试将注意力放在自己的呼吸上面，感受气流与鼻腔之间摩擦的感觉、鼻腔内温度的变化。

（4）第四步：重复前三步，保持5~15分钟，如果这个过程中注意力无法一直集中到呼吸上，这是很正常的，不必为此勉强或自责。

在放松冥想的过程中，必须抛开一切事务，集中精神，然后利用想象力来放松自己。

干部个人防范严重过劳的意识需要唤醒，就像明知抽烟不好，但不抽很难受，所以戒烟难；知道熬夜工作不好，但为了发展自己还要熬，慢慢积劳成疾病。这显然是非理性的，但是，不少人就是这样做的。另外也有人的能力与目标的匹配问题，如果能力匹配不了目标，又不愿意降低目标的话，过劳很可能就会等待在那里。对很多人来讲，过劳可能是一种宿命，但是，过劳到什么程度，主动过劳类的需要自己评估、调整，被动过劳类的调整则主要依赖于社会的、制度的包括舆论的介入。为民不易，健康不易，且行且珍惜。

二、寻找丢失的睡眠

案例取材：真实人物

案例参考：心理咨询案例改编

（一）案例介绍

一般资料：求助者刘某，女性，32岁，本科毕业，公务员，已婚。

主诉：求助者刘某是一个自我要求较高、十分要强的人，天生比较忧虑。这让她在从小到大的学习生涯中一帆风顺，是别人家的孩子。但由于不知道什么原因，在高强度的高中学习环境中求助者突然失眠了，高考也因此受到了影响。由于自身性格原因和对睡眠的认识不足，导致失眠断断续续 12 年没有得到很好的解决。在此期间其实已经没有了太大压力和担忧的具体事情，但还是单纯性地失眠，最重要的一点是焦虑睡眠本身，自己跟自己作对，快要睡着的时候总有一个恶魔出来干扰入睡，从而导致入睡困难，甚至整夜睡不深，现在想想还是不堪回首的痛苦记忆。不管怎么挣扎，就是不能入睡，第二天醒来心跳加速，眼睛干涩，反应也迟钝，走路做事都感觉不真实，仿佛是在梦里，经历过的事情有印象但就是觉得不真实，也容易忘记，对楼层、时间、方位、距离等感觉变得很微弱，用"行尸走肉"来形容一点不为过。

（二）心理分析

案例中的刘某因睡眠障碍影响工作生活前来咨询，经咨询发现，她的失眠属于心因性失眠。心因性失眠是指因明显的个人心理因素引起的入睡困难、易醒早醒、浅睡多梦，甚至彻夜不眠的病症。其出现的时间一般比较短，如能及早加以干预，消除心理因素，可以很快缓解，否则可发展为慢性失眠、顽固性失眠。

心因性失眠的发生与某个应激因素有关，当应激因素消除后睡眠紊乱仍会持续很长时间。常见应激因素包括：应激性生活事件，如痛失亲人、离异、失业、住院；睡眠环境改变，如在不熟悉的环境中睡眠。入睡前，患者易激惹，肌张力增高，精神觉醒伴持续性闯入式思维，既不能放松身体，也不能停止穷思竭虑，且过度关注能否入睡，从而形成患者非常努力去睡眠→紧张→更觉醒、焦虑→进一步降低睡眠倾向的恶性循环。

1. 睡眠障碍的危害

睡眠是人的生理需要，人一生中有 1/3 的时间是在睡眠中度过的，实验发现，持续性剥夺睡眠的动物数周后将会死亡，而不管其饲养状态如何。尽管人类被剥夺睡眠后是否死亡还不清楚，但出现一些与失眠不同的症状已被公认。

当人被剥夺睡眠 60~200 小时时，将导致睡眠增加、疲劳、易激惹、精力难以集中，熟练的运动功能丧失，自我照顾能力和判断能力下降，工作能力衰竭；睡眠被继续剥夺时，将出现频繁的短促睡眠（microsleep），各种错误不断出现，最终会出现定向力障碍、错幻觉、妄想以及意识障碍。

神经系统体征包括短暂的眼球震颤、眼球快速运动障碍、手部震颤、眼睑下垂、面部无表情、言语迟钝、错语。EEG 显示 α 活动下降，闭眼时 α 波不再出现，癫痫阈值下降，或癫痫发作。血液中 17-OH 和儿茶酚胺浓度增加。部分人在持续睡眠剥夺后可出现精神障碍。

哈佛大学医学院研究发现，睡眠不足与肥胖密切相关，每晚睡眠不足6 小时的人更有可能身体质量指数（Body Mass Index，BMI）高于平均水平。当睡眠不足时，人体内的瘦蛋白水平会下降，而胃饥饿素水平会上升。在这两种物质的同时作用下，人就会变得胃口大开，而大脑也迟迟得不到"够了"的指令。这就会造成一种由于食欲始终无法被满足而产生的对食物的强烈渴望感（craving）。这样就容易一发不可收拾地吃下很多高热量食物。

睡眠不足会严重影响人们的精力，使人感到困乏、体力不支，从而也就更不可能通过运动来消耗掉多余的热量，也就自然而然地胖了。

睡眠不足还会影响人们的预期寿命，它会提高人们患病的风险，甚至可能导致过早的死亡（premature death）。

睡眠不足可能导致人们患糖尿病、心脏病、高血压等疾病的风险升高。研究发现，将健康被试者的睡眠从 8 小时缩减到 4 小时，他们体内糖分的代谢速度会明显降低（Harvard Medical School，2007）。也就是说，睡眠不足是糖尿病的风险因素之一。

另外，睡眠不足还会破坏人们的免疫系统。在对动物的细菌感染（microbial infection）的实验中发现，有充足睡眠的动物更有可能在感染之后，通过自身免疫系统的正常运作，与病菌斗争而最终存活下来。

睡眠不足可能导致人们的注意力、记忆力受损，将更多地影响人们的反应速度，影响到人们的逻辑判断力和现实感（Alhola & Polo-Kantola，2007；Peters，2013）。

2. 治疗睡眠障碍的认知行为疗法

除了药物之外，治疗睡眠障碍最有效的方式是使用"认知行为治疗"，即"CBT–I"（Cognitive Behavior Therapy for Insomnia）。CBT–I 是一种心理学方法，它通过对睡眠问题及疲劳进行研究，了解造成这些问题的真正原因，从而帮助心理学家找到解决的途径。经过充分试验，认知行为治疗被证实是一种行之有效的治疗方式，借助多种方法，能够帮助解决睡眠问题。

慢性失眠中有一个不好的条件反射：床 = 不睡觉。认知行为治疗，就是用正确的行为切断这条反射，重新回归或者新建一个条件反射：床 = 睡觉。

CBT–I 在欧美国家已经开始了二三十年，治疗手段很成熟。而且，长期来看，CBT–I 的疗效优于药物疗法。

CBT–I 的主要内容包括：

（1）认知疗法

纠正对睡眠和失眠的错误认知。比如，告诉你，每个人需要的睡眠时间是不同的，不要纠结 8 小时睡眠，失眠没你想象的那么可怕，就算睡不着也没什么。总之，先在心态上放松。

（2）睡眠卫生

建立一个良好的睡眠环境和睡眠习惯。比如：

①改善卧室的环境（温度、噪音、床、光线）；

②避免睡前吸烟、喝酒、喝茶或咖啡等；

③抽空处理脑子里的问题，可以写下来，不要把这些问题带到卧室；

④不要在床上做和睡眠无关的活动，如看手机、看电视、读书等；

⑤如果半夜醒来，不要看钟，继续睡；

⑥每天定时起床，包括周末；

⑦定期运动可以帮助睡眠；

⑧避免长时间午睡，或者尽量不要午睡。

（3）刺激控制

美国睡眠医学会认为，刺激控制疗法是治疗慢性失眠的一线治疗方法。

这种方法可以单独使用，效果好。刺激控制疗法的核心是：不要在床上醒着，不要在床上做与睡觉无关的事。通过行为训练，切断"床＝不睡觉"的旧反射，建立"床＝睡觉"的新反射。具体做法：

①不要早早上床，只在有睡意的时候才躺到床上（建立新反射）；

②记住，床只用于睡觉；

③不要在床上读书、看手机、看电视、吃东西等与睡觉无关的活动（切断旧反射）；

④躺床后，如果 15~20 分钟还未入睡（其间不要反复看表），就果断离开卧室，做点其他事，等到有睡意时再回到床上（切断旧反射，同时消除难以入睡带来的挫折感）；

⑤如果还睡不着，重复上一步，不管晚上几点睡觉；

⑥早上都设定好闹钟定时起床，不要赖床（有助于建立规律的睡眠节律）；

⑦白天不要午睡，如果实在很困，建议午睡时间不超过 20 分钟。

（4）睡眠限制

这种疗法的核心是进一步减少在床上醒着的时间，增加睡眠驱动力，提高睡眠效率。

睡眠效率＝估计睡眠时间／总卧床时间。

比如，晚上 11 点上床，早上 7 点醒；估计睡眠时间为 7.5 小时，我的睡眠效率是：7.5/8=0.93，即 93%。

具体方法：

①做自己的睡眠日记。每天记录上床时间、起床时间，估计睡眠时间，计算睡眠效率。

②在近两周的"平均睡眠时间"基础上，加上 15 分钟，作为接下来的"总卧床时间"。例如，如果你最近 2 周"平均睡眠时间"是 4 小时 45 分，接下来，可以在床上睡 5 小时。

③每天固定时间起床。还是接上面的例子，如果你早上 6 点钟起床，那就在凌晨 1 点上床睡觉。

④白天不要午睡。

⑤坚持做睡眠日记，当过去的 5 天睡眠效率达到 75% 后，卧床时间再加 15 分钟，即你可以在目前基础上再早 15 分钟上床睡觉。接上面例子，00：45 上床睡觉。

⑥重复上述治疗，直到睡眠效率达到 85%，或者自己感到满意。

（5）放松训练

任何一种有效的放松技巧都可以用来减少肌肉紧张，促进睡眠。具体方法包括冥想、正念、渐进式肌肉放松、呼吸技巧等。

第六部分　信仰篇

决不要陷于骄傲。

因为一骄傲，

你们就会在应该同意的场合固执起来；

因为一骄傲，

你们就会拒绝别人的忠告和友谊的帮助；

因为一骄傲，

你们就会丧失客观标准。

——伊凡·彼德罗维奇·巴甫洛夫

（Иван Петрович Павлов）

背景知识

近年来，干部违纪违法事件时有发生，同时大案要案触目惊心，老百姓对此深恶痛绝，这种行为实际上已经严重影响到我们党和国家的发展。党中央早就已经意识到腐败问题的严重性，并出台了一系列政策，坚决遏制腐败滋生蔓延势头，不断深化标本兼治。腐败是人类社会面临的共同敌人，反腐败斗争永远在路上。

根据目前的状况来看，反腐败斗争确实取得了一定的效果，但一些干部"傍大款""钱权交易""跑官卖官""前腐后继"等腐败现象依然存在，干部的腐败意识和滋生腐败的根源还没有得到完全遏制。

腐败行为的出现是公共权力（资源）、腐败动机和腐败机会三者综合作用的结果，三者缺一不可。除了公共权力和腐败机会这两个客观条件之外，腐败动机作为心理性因素对腐败的产生起到重要影响。当前世界范围内形成了要加强约束和规范权力运行的制度体系建设的共识，以此从客观上制约公共权力的运行并最终达到官员"不想腐、不能腐和不敢腐"的目标。不可否认，制度体系建设作为外部性对策对于反腐败具有举足轻重的作用，但是我们应该意识到人是最复杂的生物，其行动背后都具有特定的心理动机。俗话说：外因是变化的条件，内因是变化的根据，外因通过内因起作用。在错综复杂的诸多因素中，心理上主观因素是最根本的原因。对权力的有效制约，不仅依赖于完备的体制、完善的法律法规等外在客观约束，更依赖于健康的心理、健全的人格等内在心理因素。心理是生活的重要背景，微妙的心理变化导致个体行动的变化，健康的心理产生积极的行动，反之则导致消极后果。人格包括了所有存在于个体身上的心理特征，即性格、气质、价值观、态度、需要、兴趣、认知能力和情绪情感、道德品质等心理成分。体制和法规等外在的客观约束必须通过内在心理因素才能起作用。

因此，如果不能了解其不当行为背后的心理动机并对其进行适当干预和补救，任何潜在的腐败官员在制度出现漏洞时都有可能去腐败，因为任何制度体系建设都只是趋于完备而不能到达完美无瑕这一终点。这也是拥有较为完备的权力制约制度体系的西方发达国家仍然会存在腐败现象的原因所在。

目前，国内外学界都对腐败进行了较为深入的系统研究，对腐败成因有了比较全面的了解，从不同的角度出发会发现不同的腐败成因机制。就腐败心理而言，现有的大部分研究指出了哪些心理因素支配着官员进行贪腐：侥幸心理、贪婪心理、从众心理、双面心理、攀比心理、赌徒心理、造福子孙心理、享乐心理等心理状态是支撑腐败发生和进行的心理因素。

有的学者认为，腐败的不良行为是渐进式演化的过程，同时在这一过程中也必然伴随着心理的一系列变化过程。人类心理的变化发展是非常复杂的，既包含了对外在客体的认知、输入，又包含了对外在输入的不断加工、输出，同时二者又不断发生作用、相互影响。然而心理的变化并非一蹴而就、转瞬即逝，它也在不断经历着变化发展的过程。而这个心理变化大概可以分为四个阶段：

起始阶段。有了腐败的打算和尝试的念头。在没有真正的腐败行为之前，还不会构成真正意义上的心理冲突。如果有机会，他们存在着腐败的可能。在真正出现腐败机会的时候，也并不能完全排除因各种考虑而放弃腐败的可能性。

冲突与适应阶段。这一阶段内心会有较大的变化，从起初的焦虑到后来的逐渐适应，大部分的腐败行为是在这一阶段习惯化的。

为所欲为阶段。在这一阶段干部对于自己的腐败行为不会有任何的内疚，而堕落的进程也达到了极端。

心理崩溃阶段。由于自己的腐败行迹暴露，而开始重新认识自己，心理防线处于崩溃阶段。

一、迷信心理的作祟

案例取材：真实人物

案例参考：李钦振．迷失在"风水"中 [N]．中国纪检监察报，2018-09-26（7）．

（一）案例介绍

佘某，男，曾历任 M 市地区财政局商贸科、综合计划科副科长，M 市财政局综合计划科主任科员，M 市城市建设资金管理中心副主任兼财务总监，M 市城市建设投资开发有限公司财务总监，M 市城市建设资金管理中心副主任、党组成员 [①]。

---

① 李钦振．迷失在"风水"中 [N]．中国纪检监察报，2018-09-26（7）．

2017 年，M 市纪委对佘某进行纪律审查。经查，佘某违反政治纪律、组织纪律、廉洁纪律、生活纪律，违反国家法律法规规定，涉案金额达 1100 余万元，并且在党的十八大后不收敛、不收手。同年，佘某被开除党籍、开除公职，其涉嫌犯罪问题被移送司法机关依法处理。

"总开关"失灵，不信马列信鬼神

在佘某诸多严重违纪行为中，违反政治纪律表现为信仰宗教，参与迷信活动，并造成不良影响。而这，正是佘某理想动摇、信念滑坡的一个有力明证。

2008 年，佘某被提拔为 M 市城市建设资金管理中心副主任兼财务总监，进入副县级干部序列。正是这一年，他结识了风水信徒、M 市恒基商品混凝土公司负责人张某某。应张某某请求，佘某在工程款拨付方面多次给予其帮助。彼此熟识后，张某某经常请佘某吃饭，席间常有一位"风水大师"查某某作陪。张某某大肆鼓吹查某某是风水界"高人"，精通风水、面相，经常帮人调风水以逢凶化吉，自己的公司能顺利发展，也是得益于查某某调的风水。

查某某与张某某等人经常讲一些风水方面的故事给佘某听。起初他对此将信将疑，在请查某某为其看面相，被查某某预先做好功课、早有准备的"说中算准"后，佘某对此深信不疑，主动请查某某为其打卦预测工作、生活等吉凶情况，给自己祖坟、住所、办公室调风水，帮自己儿子改名字等，并多次参加查某某主讲的风水培训班。

佘某很快对此痴迷到了疯狂的地步，自己买来罗盘、鲁班尺，开车到处实地看风水，以增加经验；请江湖道士为自己写"五星"（命卦）书，计算预测一生的运程吉凶；将道士送的护身符放进钱包里，随身携带，希望能保平安。

据办案人员介绍，佘某学习风水后，在自己的办公室中大摆风水鱼缸，专门买三个水桶装上水放在他的办公桌后面以"消灾免难"。2015 年国庆节期间，M 市城市建设资金管理中心统一断电断水。假期结束后，佘某在办公室摆放的风水鱼因自动增氧器断电，全部缺氧死亡，造成整层办公楼持续一段时间都有股恶臭味。后来整个单位都知道这是因为佘某信奉风水，按照"大师"指点在办公室摆放此类物品而导致的，此事在单位造成了非常恶劣的影响。

"我走上领导岗位以后，开始学习风水、迷信风水、传播风水。迷信风水，是我政治思想上'缺钙'的表现。"在后来的反思中，佘某如是说。

"中毒"风水后的佘某，从互联网下载视频、网购有关书籍潜心钻研。2009年至2012年，在自认为学有所成后，他主动要求为同事等人住所、办公室调整风水。

后经人介绍，佘某多次赴北京、上海、杭州等地参加一些所谓的培训班，当培训时间与工作日发生冲突时，他则向单位领导请假，谎称出差联系业务。

2012年下半年，佘某开始信仰佛教。此后，他多次参加佛教庙宇活动及仪式。他不仅开始学习佛法经文，还按佛教仪式做早晚课、诵经，甚至"忏悔"自己的"罪孽"，彻底丧失了一名共产党员的信仰。与此同时，佘某还将佛像摆在家中，每晚睡觉前诵经，每逢初一、十五点檀香。

佘某在忏悔书中写道："我平时基本不参加政治学习，导致信仰缺失、思想空虚，靠研究风水与佛教来填补自己空虚的思想与心灵，最终变为一个有神论者。"

实际上，佘某不仅自己蜕变成为一个有神论者，还向身边的亲戚朋友、党员干部大肆传播，造成恶劣影响。2014年至2016年，佘某在外"学习"后，多次带回佛法宣传资料向同事及家人推荐，当其弟弟出面劝阻时，他仍不收敛。其儿子是国内某重点大学政治学院在读博士研究生，系中共党员，在他的诱导下，也违规违纪信奉佛教。"我把儿子带入了歧途，我真是糊涂啊！"佘某每想至此，总是痛哭流涕。

（二）心理分析

案例中，佘某请风水大师给自己祖坟、住所、办公室调风水，在办公室大摆风水鱼缸、参加风水培训的行为，具有社会公开性，其所作所为根本就没有一位共产党员应该有的样子，更何况他还是一名党的领导干部。不问苍生问鬼神，佘某信奉"大师"而不信奉马列，这折射出其信仰缺失和精神空虚的心态。他迷信的根源在于政治信仰的缺失、对马克思主义信念的丧失、没有共产主义的精神支柱，取而代之的是封建迷信思想、资本主义纸醉金迷生活，失去一个党员干部应有的精神支柱，进而走向堕落、腐败。干部不信马列，信"大师"、信鬼神，对其个人而言，直接影响到正常工作的有序开展，工作缺乏科学指导，导致管理水平、执政能力急剧下降；对国家和社会而言，官员迷信疏远了干群关系，影响了政府形象，破坏了政府公信力。

根据新修订的《中国共产党纪律处分条例》第五十八条第一款关于"组织迷信活动的，给予撤销党内职务或者留党察看处分；情节严重的，给予开除党籍处分"的规定，佘某的行为应认定为违反政治纪律组织迷信活动。

"贪官多迷信"，这是近年来一些反腐败典型案例中暴露出的迷信心理现象。仔细梳理一些落马官员的犯罪历程，可以发现这些官员迷信的踪迹。

1. 剥去迷信的外衣

在科学日益发达的今天，迷信现象为什么还大量存在？它是如何在人的内心发生作用的呢？本应信奉马克思主义的干部又怎么会去迷信？

迷信就是执迷于本不应该相信的东西，既表示人们的错误和迷失，也表示人们接受知识的一种错误态度和方法。从迷信的特性来说，它之所以能长期存在，与它的存在空间和领域直接相关。"科学与迷信水火不容"，而迷信却总能适时地找到适合自己存在的土壤。从人类发展的历史来看，迷信活动主要存在于如下领域，或者说它总是选择这些领域作为突破口：一是目前科学还无法彻底解决的领域，如人为什么会衰老，人的出生和死亡问题等；二是人类所渴望或祈求实现的领域，比如幸福和健康；三是由于偶然或不确定的因素造成因果关系不明显的领域，如通过历史上一些巧合现象推测未来。总之，迷信紧跟着人们的需求，按照生老病死、生命归宿、社会演进的顺序，并随着社会的发展，借用新时代的科学术语，编造出种种谎言诱使人们去相信它。

迷信要在个人内心扎根还必须有一定的心理基础，各种迷信的核心是鬼神观念，其心理基础就是一种特殊的"与鬼神的心理契约"，向鬼神祈求某些诺言或约束。从心理学的角度来看，由敬神怕神进而达到痴迷状态，这样一种狂热的心理状态也是最大程度的紧张和强烈深刻的内心体验的状态。这些体验使个体脱离周围现实，并使其心理的强烈表现转为幻想的客体；在行为上则表现为接近、依恋、痴迷等。

迷信还通常指盲目的信仰和崇拜，特别是信仰鬼神等不存在或不能证实存在的事物。迷信对于党政干部来说可以理解为信仰迷失、错位的表征，迷信现象的泛滥是信仰危机表现的综合征。信仰危机具体来说，就是一些党员干部对马克思主义、社会主义、共产主义信仰的动摇、模糊、淡漠或失落。"三军可以夺帅也，匹夫不可以夺志也"，对于共产党人来讲，共产主义信仰就是不可夺的"志"，是支撑我们一切的精神支柱。这根精神支柱一旦坍塌，就容易走上邪路[①]。

2. 他们迷信什么

干部的迷信现象不在少数，特别是不少贪官都和迷信结缘，他们都在迷信什么呢？

（1）迷信"风水"

有的干部认为"风水"可以"造人"，"地灵"而后"人杰"。有了好"风水"，就可以财源广进，仕途无限。

不仅案例中佘某一个人，原铁道部部长刘志军也是一个迷信"鬼神"的人：为求"平安"，他长期在家烧香拜佛，还在办公室布置了"靠山石"。一些项目的开工竣工，他都会请"大师"选择黄道吉日。在庭审现场，刘志军声泪俱下地称自己是因"放松了思想上的警惕，走到今天"。

另外，一些地方主要领导由于自身政绩不突出，长期得不到提拔，就认为是自己工作的单位风水不好，所以就积极地"补风水"。山东泰安市原市委书记胡建学（1996年6月因受贿罪被判死缓）就是一个例子。他

---

① 胡月星，许晓平. 领导干部心理健康读本 [M]. 北京：中国人民大学出版社，2005.

曾被"大师"预测有当"大官"的命，可命里还缺一座"桥"，于是他下令将正在建设中的国道改线，耗费巨资只为在水库上架起一座"岱湖桥"，寓意将自己"带起来"，仕途就能飞黄腾达。可惜没有多久胡建学就东窗事发，这座桥也因此被人们戏称为"逮胡桥"。

大看风水、算命卜卦等迷信之所以能得逞，有时还能使人感觉具有安神镇宅等作用，就在于迷信善于运用其内容、仪式等，诱导人们产生某种预期意念，并通过自我暗示逐步强化，从而起到转移情境超越精神的作用。在人的正常心理结构中，普遍存在着一种追求信仰的倾向，这种倾向存在于人的潜意识当中，当心理失调的时候就易被激活，再加上社会剧变、工作压力，感受心理不适的人就容易转向追求一定的慰藉物，如"风水"等。

（2）迷信鬼神

河北省原常务副省长丛福奎信佛（2003 年 4 月因受贿罪被判处死刑），捐给寺庙的钱大都是索贿受贿得来的。平时私下和朋友交谈也多讲佛事，俨然是一虔诚信徒。在与商界人士交往中，则以佛的名义，公开索要大量钱物。党和政府的宗教政策是信仰自由，但共产党员是无神论者，诸如此类对佛祖鬼神的顶礼膜拜的干部说明他们内心空虚、信仰缺失，是做了亏心事之后的恐惧和寻找超自然力的庇佑，但是"法网恢恢，疏而不漏"，违法犯罪的官员一定逃脱不了法律的严惩。

（3）迷信命运

2019 年，由云南省纪委省监委联合当地电视台拍摄的反腐电视片《激浊扬清在云南》披露，当地某国有企业一把手把自己的政治前途和命运拴系于封建迷信，其党性原则、政治觉悟、道德防线渐渐丧失。为保官运亨通，这名官员请风水大师看相、改名，用"九龙杯"喝水，戴着自称开了光的佛珠，直到接受组织审查前才将佛珠从脖子上取下。另外，一些官员事业低迷，在官场事务和人事任免、升迁等方面遇到挫折时，找"大师"指点化解，征求"大师"的意见，有的甚至成为"大师"的粉丝。现实生活中，还有这样一种情形，那就是一些官员身体或精神上遇到问题，却不愿放下身段去正规医院求医问诊，为了保持体面而向一般人接触不到的

"大师"咨询……这些发生在干部身上的迷信"闹剧"，不仅败坏了党风政风，而且还带坏了民风社风。

人的一生中会有许多追求，为了实现自己的目标必须从事各种活动，进行不懈的努力。而由于人的能力是有限的，有的目标是实现不了的，有些事情也难以控制，生活的挫折和失败时常发生，不管你是谁都无法避免，干部也不例外。心想事成、如愿以偿大多都是我们人类的美好愿望与自我期待。遇到挫折和失败，人们容易心理失衡，表现出气愤、烦恼、忧伤、遗憾、自责、攻击、悔恨等，这些情绪在心理学上称作"自我防御机制"。从某种意义上来说，相信命运的存在也是人们恢复心理平衡的一种工具。但命运的建筑师只能是自己，成绩需要通过自己合理合法的努力去取得，像案例中佘某这样的干部，一味相信命运，为了自己的官运竟然置社会影响、百姓利益于不顾，置国家利益于脑后，这种行为是不可取的。

3. 他们为什么迷信

封建迷信在中国有几千年的历史，影响根深蒂固，一些文化层次较低的群众有迷信心理不可避免，但是有的党政干部也迷信，他们有的"出门看皇历，办事选吉日，逢庙就磕头"，有些甚至出差前要先查看皇历，如不吉利就改日期。一些官员"不信马列信迷信、不信科学信风水""台上做科学报告，台下搞烧香祷告"，对党员干部的无神论教育似乎抵不过有神论的流毒，此情此景多少让人有些费解。我们不妨通过一些事例，从心理学角度来认识这些现象，以窥其因。

（1）算命老先生

在城市街头的一些角落里，特别是农村场镇上，算命老先生仍然存在，一方面说明有关部门对迷信活动的查处力度有待加强；另一方面也告诉我们，有的干部由于某些不良心态的驱使相信了迷信。

众所周知，人的相貌是一种生理现象，其气色的好坏，是因各自健康状况（包括身体和心理健康）和心理情绪因素波动程度不同所致，面相与一个人的吉凶祸福没有本质联系。尽管有的干部知道相信天命是迷信思想，请人看相算命、预测前程是迷信行为，但在好奇心、从众心理的驱使下，一些人还是会抱着"宁可信其有，不可信其无"或"心诚则灵"等心态去亲自体验。再加上算命老先生善于察言观色，经验丰富，能很快从来人的衣着、谈吐、年龄等有效社会特征猜出这个人的身份、职业、贫富情况等，并善于使用一些双关语、歧义语，模棱两可、任意解释都可以的通用话语，让人捉摸不定，达到曲意逢迎的目的。可见，这类干部的迷信行为不是由于迷信思想造成的，大部分是由于他们的个性特征所造成的。

（2）做了亏心事，就怕鬼敲门

从中纪委的忏悔录可以发现，痴迷于求神拜佛等迷信活动的官员大多有贪污、受贿、渎职等腐败之嫌，这些迷信官员具有一种普遍心理，希望有某种超自然的力量帮助自己逃避纪检、司法部门的查处，保自己仕途平安，将迷信作为自己的"护身符"。从这个意义上来讲，腐败阴影下形形色色的官员迷信现象基本上属于一种颇为典型的"腐败后遗症"。

案例中的佘某就是一例，他精神空虚，最大"嗜好"就是供佛烧香。其实，贪官未必就真的相信"因果报应，轮回转世"，如果他们真的这样相信佛法，那么还会"以身试法"吗？他们求神拜佛，并非为了激发自己内心的慈悲之念，更多的是因做了对不起人民、国家、民族的亏心事而感到内心恐惧，希望求得一种超自然力量的庇护，给自己那颗惶恐的心灵寻找寄托和归宿。这从心理学的角度来看是一种典型的侥幸心理，他们幻想逃避法律的严惩。

贪官们总是惶惶不可终日，戚戚如丧家之犬。案未发时，疑心重重，总觉得自己被别人盯上，疑神疑鬼；反腐风声急、形势紧时，担心自己被别人举报，或是拔出萝卜带出泥，因而诚惶诚恐；案将发时，又心存侥幸，以为不会查到自己头上；案发之后，忧心如焚，既担忧自己会落得何种下场，又担心与自己有关联的老婆孩子。由此可以说明贪官之所以相信占卜算卦，烧香拜佛，对迷信"虔诚"，只是想通过对神的"忠诚"，求得神的保护，想借孝敬鬼神免灾，以求得心理安慰罢了。

4. 怎样回归理性

德国诗人海涅曾说"人的理性粉碎了迷信，而人的感情也将摧毁利己主义"，对党员干部来说，坚定正确的信仰，破除陈腐的思想，丰富健康的精神生活，摈弃恶俗和一己私利，是一项尤为迫切紧要的工作。相信群众还是迷信鬼神，遇事是"问苍生"还是"问鬼神"，归根结底是世界观问题。切实抓好干部的无神论教育，是遏制、削弱有神论、愚昧迷信、伪科学蔓延的关键。

我们可能会困惑：这些干部大都受过高等教育，也经历过长时间、多岗位历练，本应是知识和阅历兼具的他们，却为何会做出如此愚昧、荒唐的事情？从那些热衷迷信活动的官员可以发现他们的原始心理，究其原因：

一是为了满足官欲。他们想当更大的官，在现实中受阻后就转而投向各种"虚无缥缈"之中，妄图通过超自然的力量"加持"，以此来求官。反思一些干部的升迁，其中有不少非正常、非能力、非合理的因素在起作用，暗箱操作的神秘、领导意图的莫测、关系派别的倾轧、钱权交易的腐败，其中的秘密让人越看越糊涂，越想越不明白，在一些所谓"官场潜规则"的暗示下，有的干部产生沉重的焦灼感、迷茫感和无力感，觉得自己实在不能把握自己的"命运"，便把希望寄托在宁可信其有，不可信其无的鬼神身上，渴望参透玄机，明悟前程。

二是求财。希望生活宽裕、家财富足，是一种天赋人权。普通百姓都渴望财富，何况是那些干部，他们也同样是人，也同样有子女求学、赡养老人、看病买房等经济压力。

三是保平安。大量研究表明，当人们处在不确定性和压力大的情况下，比较容易认同迷信观念，正如贪官总是生活在"伸手必被捉"的恐惧中、"拔出萝卜带出泥"的焦虑中。对于自己什么时候"被捉"难以把握，心理压力过大，而风水迷信恰好能提供"补偿控制感"的方法，于是就陶醉其中。许多风水大师正是抓住官员的这几种迷信心理，投其所好，纷纷为其支招献策，以保其官运亨通。然而，干部将精力花费在封建迷信上，不过是"掩耳盗铃"罢了，终究逃不出党纪国法织就的"天罗地网"。

作为党员干部要把马克思主义当成自己的永久信仰。习近平总书记反复强调，"理想信念坚定，骨头就硬，没有理想信念，或理想信念不坚定，精神上就会'缺钙'，就会得'软骨病'，就可能导致政治上变质、经济上贪婪、道德上堕落、生活上腐化"。从严管党治党，首先就要坚定党员干部的理想信念。所以党员干部首先要从思想上坚持无神论和唯物主义，要树立正确的权力观、地位观和政绩观，做到权为民所用、情为民所系、利为民所谋。组织也要加大对党员干部进行思想政治教育的力度，及时发现问题，进行针对性教育。

二、金钱的诱惑

案例取材：真实人物

案例参考：李文宁，王生霞，刘永涛.收、收、收！他对贿赂来者不拒 [N].中国纪检监察报，2018-08-15（7）.

（一）案例介绍

王某 17 岁入伍当兵，21 岁入党，22 岁提干，30 岁转业到地方，凭着勤奋好学、能力出众和干事创业的激情，很快成为组织的重点培养对象，43 岁任 H 省发改委副主任，后又担任 H 省政府副秘书长、H 省司法厅党委书记、厅长等[①]。

随着职务的升迁、权力的增大，王某身边阿谀奉承的人越来越多，请吃请喝请办事的人越来越多，商人、老板这样的"朋友"也越来越多。这些"朋友"为了各自的利益，不择手段"围猎"王某这样手握权力的人。

苍蝇不叮无缝的蛋。喜欢喝酒，喜欢喝好酒，喜欢让下属陪同去喝酒的王某，自然成了利益追求者们的俘虏……

杨某某请托王某为其晋升职务提供帮助，送给王某现金 10 万元；

张某某请托王某为本单位涉案人员不被追究法律责任进行协调，送给王某现金 8 万元。

---

① 李文宁，王生霞，刘永涛. 收、收、收！他对贿赂来者不拒 [N]. 中国纪检监察报，2018-08-15（7）.

王某认为，8小时以内，自己与下属是上下级关系；8小时以外，大家则是好朋友好哥们。哥们请托的事儿很多就是在这种觥筹交错中办理的。正是这种错误认识，让他的人生观、价值观发生异化，把包裹着贿赂之心的"糖衣炮弹"当作友情，把"潜规则"当作自己应得的回报，使他曾担任过一把手的两个系统的政治生态遭到了严重破坏。

钟某某、张某某、刘某某为感谢王某在职务调整、安排和调动工作上予以的关照，分别送给王某现金7万元、6万元、7万元；

秦某某、董某某、李某某、高某某、于某某以及哈某某、刘某某、贾某也在职务晋升、岗位调整等方面，请托王某帮忙，分别送给他现金2.5万元至5万元不等。

对送来的现金，王某是来者不拒。而这些送礼的人中，有的为了谋求职务提升和岗位调整，有的为了工程项目，主动给王某送钱送物。其中，有6人得到提拔，4人获得留任和职务调整；3人在帮助他人承揽工程项目和其他事情上得到"关照"；还有2人虽然在职务上没有得到晋升，但也得到了王某做出的承诺。

大权在握的感觉，带给王某巨大的成就感，但也让他的权力观渐渐发生扭曲，言行之中显露着得意、自满、唯我。单位里人事调动全由他一人说了算，他利用职权或职务上的影响，在干部选拔任用、工作调动方面先后为13名党员干部提供帮助，并收受财物69.5万元。

教者，效也，上为之，下效之。王某这个"关键少数"，在一边倒的歌功颂德中忘乎所以，放松了思想武装和党性锻炼，把党和人民赋予的权力变为自己谋私利的工具，利用权力和职务便利收受钱物，弃党性原则于不顾，将党的宗旨和入党誓言置于脑后。

2008年，H省某景区保护利用管理局实施造价2800万元的景区范围内公路沿线生态环境整治项目，负责项目实施的该局干部高某某，利用业务往来，从参与该项目的某公司套取公款40万元。高某某为逃避追究及在工作中得到王某的关照，分别于2009年、2012年春节两次送给王某现金共15万元，王某收了。

2009年，个体建筑商许某某为承揽H省某国家级自然保护区管理局投资的项目，与该局干部星某商议后，通过星某送给王某现金30万元，王某收了。

2011年，时任H省某景区保护利用管理局局长的王某受朋友请托，在景区造价4850余万元的房车营地、土建工程、接待中心及演艺广场等项目的招标中，指定北京某新型材料有限公司承揽该项目。2012年，该公司法人代表韩某请托已调到省司法厅的王某，帮忙向景区保护利用管理局讨要480万元工程尾款，并送给王某现金25万元。

2013年，王某女儿在北京购房，韩某为感谢王某在其承揽工程项目及讨要工程尾款事宜上给予的帮助，以"赞助款"名义再次给他的女儿转账35万元。个体建筑商连某某请托王某帮助其承揽总投资5100余万元的省监狱管理局应急指挥中心基建项目，经王某打招呼，连某某挂靠江苏省某公司中标承揽了该项目。事后为感谢王某，送上现金11万元，王某收了。

党的十八大后，党中央坚定不移正风肃纪、惩治腐败，反复警示党员干部严守纪律、廉洁从政，但长期担任一把手的王某置若罔闻，依旧我行我素。在王某看来，中央八项规定是约束别人的。自己唯一的女儿出嫁，亲朋好友要来"表示"，是人之常情，怎能拒绝？2015年，王某女儿举办婚礼。王某借此机会收受H省司法厅及其所属单位党员干部和私人老板礼金共计16万元。为避人耳目，他特意在某市一家不起眼的公司食堂分两次宴请了奉上礼金的40多人。

俗话说，吃人家的嘴软，拿人家的手短。王某利用手中的权力，为自己的各路"朋友"大开方便之门，进行权钱交易，对党规党纪置若罔闻。忘记了初心，忘记了党对干部的基本要求，忘记了手中的权力是谁给的，王某在人生的道路上迷失了方向，最终陷入违法犯罪的泥淖无法自拔。

（二）心理分析

莎士比亚有一句名言：尽管贫穷却感到满足的人是富有的，而且是非常富有。而那些尽管富有，却整天担心什么时候会变穷的人才凋零得像冬天的世界。

透过上述案例，我们看到了王某一步步把党和人民赋予的权力当成谋取私利的工具，他对金钱痴迷，错误地形成了"以金钱论英雄"的拜金主义价值观，对一切贿赂来者不拒，最终导致自己事业和家庭破碎。

上述案例虽是个案，但透过整个案例却折射出了一些干部贪污腐败案件的共性，即这些腐败行为主体在通往腐化堕落"征途"上是经历过一定心理过程的，而在心理斗争过程中正是一些坏思想占了上风，最后支配了他们的违纪行为。因而，从心理层面对干部腐败问题做进一步探讨很有必要。

王某从积极追求进步、严格要求自己到最后对金钱痴迷的状态，除外界环境的影响外，个人的心理变化是导致行为腐化的最直接原因。而且每个个体行为背后都有一定动机的存在，个体究竟出于什么样心理最后采取了贪污受贿行为，都是我们应该关注的。仔细分析王某的案件，发现导致其最终走向腐败的主要有以下几种心理：

1. 贪婪心理

贪婪是一切贪利性犯罪的共有心态，是贪污贿赂等职务犯罪的共同心理，是走向犯罪道路的主要思想基础。随着职务的升迁、权力的增大，王某的交际圈子也发生了很大变化。当看到有的人能力不比自己强，职务却比自己升得快；有的人贡献不比自己大，待遇却比自己好；还有的人看不出有啥本事，却一掷千金，腰缠万贯时，王某心理开始不平衡了，认为自己做了那么多贡献，吃点儿、喝点儿甚至收点儿也在情理之中。在这种心理的驱使下，贪欲的闸门逐渐打开，由原来的拒收到后来的接受，从开始的少收到后来的多收，最后在犯罪的道路上越滑越远，在犯罪的泥潭里越陷越深，直至不能自拔。

2. 等价交换心理

把市场经济的那一套引入政治中，总想我既然为你办了事，收你点钱也是应该的。眼看那些认识的老板住高级别墅、上高级酒楼、坐豪车，心想，他们赚的大笔财富有不少是领导一个电话、一个招呼、一个表态得来的，造成了王某心理不平衡，心想"权钱交易、等价交换，既然你凭我的权力得到财富，要你一些也属正常"。大权在握带给王某巨大的成就感，但也让他的权力观渐渐发生扭曲，大讲"哥们义气"。正是这种错误认识，让他的人生观、价值观发生异化，把包裹着贿赂之心的"糖衣炮弹"当作友情，把"潜规则"当作自己应得的回报。

3. 侥幸心理

从内在腐败心理到外在腐败行为，是一个举足轻重的转变过程。没有这个转变过程，就没有事实腐败，至多是未遂。而在这个转变过程中，侥幸心理的作用贯穿始末。风险评估过程实际上就是侥幸心理和正统理性斗争的过程。大部分的腐败者都自信他们可以安然无事，认为腐败行为被查处的概率小。另外，腐败者敢于腐败还因为有退路，一发现风吹草动，便携带巨款逃到国外。此类"漏网"事件推动侥幸心理的产生，并不断强化。在王某看来，中央八项规定是约束别人的，与自己无关，徇私受贿是秘密和背后进行的，天知地知你知我知，成本低、风险小，抱以侥幸心理，如东窗事发怪运气不好，如幸运过关则名利双收。因此，不讲政治、不讲正气的无原则"义气"，让他的廉洁思想防线逐渐放松，与所谓"朋友"的交往底线一步步失守。贪婪之心日渐战胜了理智，心安理得地将送来的钱物据为己有。殊不知，要想人不知，除非己莫为；天知地知，世人皆知。

4. 金钱万能心理

有些干部认为金钱是财富的象征，是权利和人生价值的体现，金钱的多少是衡量人生价值的依据。因而把金钱价值神化，想方设法收敛钱财，最终成了金钱的奴隶。案例中的王某也有这种情结，他不断接受别人的贿赂，在他眼里，这些金钱是自身价值的体现。他还把金钱作为享乐的工具，王某喜欢喝酒，喜欢喝好酒，喜欢让下属陪同去喝酒，铺张浪费，生活奢华，最后堕入金钱的坟墓。①

---

① 郑日昌. 领导心理调适案例 [M]. 北京：人民出版社，2015.

5. 居功自傲心理

王某 17 岁入伍当兵，21 岁入党，22 岁提干，30 岁转业到地方，凭着勤奋好学、能力出众和干事创业的激情，很快成为组织的重点培养对象。他为党和人民做了一定的贡献，党和人民也赋予了他一些权力。随着职务的升迁、权力的增大，他错误地认为：自己有功，一些东西是自己应该享受的，把"潜规则"当作自己应得的回报，别人管不着他们。一旦产生这种想法，他就开始利用手中职权为自己、为家庭、为小圈子谋取私利，滥用手中权力，自己亲手毁了自己的一生。

在面对金钱问题上，可能一些干部存在着贪婪心理、侥幸心理、等价交换心理、金钱万能心理、居功自傲心理等不正确心理。如何针对主体心理状况进行调适，直接影响到腐败心理的遏制。根据人的心理过程可分为知、情、意等方面，干部应该在认知上端正对自己以及金钱的看法，在情绪上保持愉快平和的心态，在意志力上坚定共产主义信念，牢记作为人民公仆的责任与义务，提高防腐拒变的能力。

（1）正确认识自我

我们很多人能清醒地认识别人却不能客观地看待自己，正所谓"当局者迷，旁观者清"。老子有言："知人者智，自知者明。"然而，一个人尤其是手中有权的干部，容易自我感觉良好、高估身价，要正确认识自我并不容易。然而，正确认识自我是每一位干部的必修课，只有意识到自己的优点与不足，才能够合理地规划并把握好自己的人生之路。干部能不能正确认识自我，不仅关系到自身的发展，更关系到人民群众的切身利益乃至组织的发展。

如何更好地认识自我呢？

首先，敬畏群众防骄傲自大。事业发展是众力所举的结果，干部能力再强，没有干部群众的力量也难有作为。有的干部把单位成绩当作个人成果，好像工作都是自己一个人干的，功劳都应该记在自己头上，这是万万要不得的。孔繁森有句名言，"老是把自己当珍珠，就会时常有怕被埋没的痛苦，要把自己当成泥土，让众人把你踩成路，就不会被埋没"。干部把自己姿态放低点，把自己的功劳看低点，不要高看自己，不能居功自傲，摆正个人与组织、个人与群众的关系，始终把自己置于组织的领导之下，融入人民群众之中，才能克服自以为是、自感高明的误区，做到虚怀若谷、谦虚谨慎。

其次，胸怀大局防夜郎自大。古人讲，不谋全局者不足以谋一域，不谋万世者不足以谋一时。历史证明，重视并善于从整体、大局、全局上考虑问题，一直是我们党夺取胜利的保证。如果只看到自我在局部中发挥的作用，只顾着自己的利益，就会"一叶障目，不见泰山"，必然困于"小我"，导致眼界狭窄、认知片面。作为党员干部，我们必须对面临的形势和所处的方位有一个正确清醒的认识，自觉把讲大局作为一种思想观念来强化，作为一种精神动力来培养，作为一种政治纪律来执行，自觉从大局看问题，把工作放到大局中去思考、定位、摆布，做到正确认识大局、自觉服从大局、坚决维护大局。

还有，欣赏他人防自我沉醉。心理学上常讲"别人是自己的一面镜子"。干部通过观察别人的言行，可以更好地认识自我。在延安的时候，毛泽东经常接见来自各地的学者、名流，他们的观点虽然和共产党人不尽相同，但他们与毛泽东谈话后，都一致称颂他，这就是"尊重别人"。"尺有所短，寸有所长"，每个人都有优点、缺点，拿自己的长处同别人的短处比，越比越优越，越比越骄傲，最终害了自己。关键要摆脱自以为是，多看别人的长处，多想别人的好处，多帮别人的短处，多体谅别人的难处，善于在相互借鉴和帮助中推进发展，善于在对比中使自己保持清醒、鞭策自己，以更好地实现自我净化、自我革新、自我完善、自我提高。

（2）培养正确的金钱观

不少贪官之所以贪婪金钱是因为他们对金钱有错误的认识，认为拥有更多金钱是人生价值的体现。人为什么活着？如果只是为自己、为家庭活着，那个意义是很有限的。只有为国家为社会为民族为集体的毅力，尽心尽力地工作，这样的人生才有真正的意义。习近平总书记2014年5月在河南兰考县考察时曾说，"党员干部要堂堂正正做人、老老实实干事、清清白白为官"。这一句简单的话里道理却不简单，有着非常深厚的意义，这是对党员干部最起码的要求。作为干部要清清白白做官，首先要有正确的金钱观。

曹雪芹在《红楼梦》中，对那些一味贪图金钱的人写道："世人都晓神仙好，只有金钱忘不了！终朝只恨聚无多，及到多时眼闭了。"一语道出了个人对金钱贪得无厌的悲剧结果。

贪欲，是为政者之大忌，也是为政者最难迈过的坎。"为得多求，心无厌足"，便有了永远填不满的贪欲，这就如同在自己的脖子上缠上了一道道绳索。当然，干部也是凡身肉体，有父母妻儿，不可能无欲无求，但是，如果一个人总是往钱眼里钻，短短几十年的人生乐趣将荡然无存，甚至最终违法乱纪，锒铛入狱。

人固有一死，但无论如何不要"被钱带进坟墓"。那些"被钱带进坟墓"的贪官忏悔道：我要那么多钱干什么？这不仅是"人之将死，其言也善"，也算是对金钱观的大彻大悟，只可惜为时太晚。古人云：广厦千间，夜卧七尺；家财万贯，日食三餐。犯不着见小利而忘大义。但值得警惕的是，一些干部看到别人有高档住宅、巨额存款、高级轿车，生活得很风光，就觉得自己付出太多、得到太少，怨叹不公平。正是在这种心态下，一些人产生了有权不用过期作废的心理，于是一朝权在手，便把财来敛。事实上，敛财一旦成为目标，人性中的贪婪就会膨胀起来，等待自己的必然是"法网恢恢，疏而不漏"的千古恨。

金钱之中见境界，金钱之中见品格。对待金钱观的态度是一个人的世界观、人生观、价值观的具体体现。干部应该有怎样的金钱观，自不用赘言。一个干部，只有信守党的宗旨，坚持立党为公、执政为民，才能名誉面前不失志、利诱面前不乱意、权惑面前不动心，保持清正廉洁的政治本色，一尘不染，一身正气，才能清清白白做官、堂堂正正做人、干干净净做事。

（3）培养积极健康心态

健康的心态是激发干事创业的内生动力。2018 年，中共中央办公厅印发了《关于进一步激励广大干部新时代新担当新作为的意见》，提出要关注干部心理健康，帮助广大干部保持积极向上、乐观豁达精神状态，心无旁骛干事创业。健康的心理、良好的心态不会与生俱来，要靠自主自觉养成，这就是修身养性。

首先，以立德之心励己。一些干部的情绪、心理乃至行为出现这样那样的问题，说到底是信仰迷茫、精神迷失带来的后果。人无德不立，官无德不为。政德是整个社会道德建设的风向标，也是政治生态的导航仪，失德必然失位，失位必然被贤德人取代。干部要讲政德，即明大德、守公德、严私德。就是要想法少一点、胆子小一点、权力放一点、要求严一点，不闯"红灯"、不越雷池、不破底线、不走边线，做到"政治上跟党走、经济上不伸手、生活上不丢丑"。如此，才会心中长存浩然正气，个人的情绪和心理才会达到一个新的高度。

其次，以平常之心待己。拥有一颗平常心，是人生必不可少的润滑剂，干部更应如此。要学习焦裕禄精神，在苦活、累活、脏活，打基础之活、管长远之活、不是显性政绩之活面前，主动干、带头干；在任何时候都能瞄准事业的准星，沉得住气、定得下神、静得下心，将时间更多地放在加快发展上，将精力更多地放在破解难题上，将功夫更多地花在狠抓落实上。要常见得自己的不是，常见得别人的优点；要以责人之心责己，以恕己之心恕人。

还有，以包容之心慰己。干部容人，要有民主作风，兼听则明，偏信则暗，特别是要鼓励下属多提批评意见。作为干部，工作中可能遇到遭人误解、遭人怨恨的情况，不可避免地听到一些流言蜚语、讽刺之词，甚至打击报复的话，要顾全大局、忍辱负重，相信清者自清、谣言止于智者。时刻保持积极乐观的心态，调整好自己的心态。

三、不良嗜好的推手

案例取材：真实人物

案例参考：李众旺 . "玉石局长"的自毁之路 [N]. 中国纪检监察报，

2019-08-20（7）.

（一）案例介绍

董某，曾任J县、K县公安局局长。早年间，董某凭借过硬的侦查能力和业务素养，在单位颇得人心。董某在留置期间曾对巴州纪委监委的审查调查人员说："那些年虽然辛苦，但每晚都能睡个好觉，心里踏实。"

2006年，J县迎来了矿业发展的黄金期，尤以玉石矿为甚。"和玉石接触久了，潜移默化中能沾染玉石的温润雅致，玉石能涵养情趣，长期佩戴能按摩穴位，增强免疫力……"一时间，玉石成为J县人茶余饭后的必谈话题。

董某也未能免俗，从此以玉为媒，广交"玉友"。或三五成群深入河滩险地探玉，或与"玉友"沏茶小憩，谈笑品玉。短短数月，董某对玉近乎达到痴迷的地步，经常对身边人说："君子无故，玉不离身。"

J县一名公安干警为了升迁，把一块J黄玉送到董某桌前。"不就是一块玉石吗？又不是钱！况且这名同志本来就在考察范围之列。"第一次收玉石的董某如此安慰自己。

"羊脂玉并不是最贵的，高品质的J黄玉价格丝毫不输羊脂白玉。"审查调查人员介绍，董某玩玉数十载，很清楚这块黄玉的价值。

贪如火，不遏则燎原。董某的内心伴随着职务的升迁开始膨胀，陶醉于下属的阿谀逢迎中，深陷在不法分子用玉石编织的"围猎圈"里。

洗浴城老板伪装成玉石商人和董某套近乎，只用了一块和田玉籽料，董某便安排下属予以照顾，对洗浴城涉"黄"不管不问；地下赌场的老板把"玉碗"捧到董某面前，让董某为其"生计"支招，J县的棋牌室便出现了"玉筹码"，董某认定"棋牌室不见钱不算赌博"；玉石店老板投其所好，和董某一起经营起了"玉狼髀石"的生意，"玉石局长"的"美名"不胫而走。

董某在自己的忏悔书里这样写道："健康的生活情趣岂是玉能滋养？拒腐防变的免疫力岂是玉能提升？"玩物丧志，"爱好"误人，一旦理想信念动摇了，欲望就如同开闸的洪水一般，没有任何理智可言。

"提拔已无望，要早做打算，养老才有保障。"调任 K 县公安局局长后，董某对身边人这样说。他从 J 县 "老朋友"那里低价购得玉石，反手在 K 县精心搭建的 "社交圈"里高价卖出。

K 县街头的 "小混混"张某某发现了机会，托关系以每块 1 万元的价格从董某那里购得三块普通玉石，拿到了攀附董某的 "敲门砖"。

此后，张某某每每以买玉石为名前往董某家中、办公室，成为 "座上宾"。私底下，张某某利用这层关系，化名 "黑木沙"纠集 K 县的 "小混混"，肆无忌惮地开设赌场、强买强卖、非法放贷、打架斗殴、非法拘禁等，在短短三年间迅速蔓延做大，成为 K 县组织最为严密、分工最为明确的黑恶势力团伙。

上有所好，下必甚焉。有些公安局民警为了讨好董某，甚至主动与张某某攀关系、套近乎，对张某某团伙违法犯罪行为也是置若罔闻，一步步沦为黑恶势力团伙的 "保护伞"。

2015 年，全国范围内正风反腐的力度持续加大，董某主动申请退居二线，在公安局驻村工作队干起了第一书记，企图蒙混过关、平安着陆。然而，随着扫黑除恶专项斗争的深入推进，董某的种种恶行被群众揭发，其 "关照"的黑恶势力也被一网打尽。2018 年 12 月，董某被开除党籍、取消退休待遇，并被移送检察机关依法审查起诉[①]。

（二）心理分析

爱好是指一个人力求认识某种事物或从事某种活动的心理倾向。良好的兴趣爱好，能反映出个人的品德修养与思想境界，只要嗜之有度、好之有道，就可以从中找到乐趣，还能带动一个部门或一个单位形成风清气正的良好文化氛围。反之，不良爱好不但会使个人走上邪路，还会祸国殃民，危害社会。

---

① 李众旺 . "玉石局长"的自毁之路 [N]. 中国纪检监察报，2019-08-20（7）.

古人称不良嗜好为"祸媒"，顾名思义，爱好如果管理不善，极易成为祸端的媒介。沉迷其中难以自拔，浪费了时间精力，损害了身体健康，也令家财耗尽，甚至背上巨额债务。干部有个人兴趣爱好是人之常情，适当培养个人爱好，可以涵养身心。但是，爱好也要分出"公"与"私"，就是"君子爱物应取之有道"，不能将"私人爱好"与"公权力"混淆在一起。另外，用"爱好"方式进行权钱交易更具迷惑性，更为隐蔽，更不易被察觉，一旦掌权者思想上放松，底线失守，让自己的兴趣爱好卷入公务活动，就会触犯纪律与法律。

"不怕贪官不上套，就怕他们没爱好。"不少官员的"爱好"成为行贿者攻击的死穴。从玉石到瓷器，从字画到古董，各类珍奇古玩越来越多地出现在贪腐官员的受贿清单里。从一些案件中发现，贪官们爱好的往往并非艺术品本身，而是看中在"爱好"的高雅外衣下，受贿途径更加隐蔽安全。

董某就深知"好的玉石玉器绝对是高消费、奢侈品"，"远比其他钱财更安全，也更有价值和意义"。他对玉石的爱好可谓痴迷，这种看似正常的"爱好"，却成为他受贿的隐秘通道。他多次以把玩、鉴赏、收藏为由，收受企业老板"雅赠"的名贵玉石，之后，他屡次违规充当黑恶势力团伙的"保护伞"。

一些名家字画，也成为一些干部的共同"爱好"：铁道部原部长刘志军收受字画、玉石等物品近200件，价值1300余万元。安徽省阜阳市原市长肖作新夫妇经济犯罪大案终审宣判，其收受的贿赂物包括金佛、青铜鼎、象牙扇等。杭州原副市长许迈永，办案人员在其家中发现大量金玉字画，包括多种玉器、鸡血石和齐白石等名家字画，堪称一个小型文化博物馆。浙江海宁一名商人用价值17万元的字画古董，从原副市长马继国那里换来了175万元的土地出让金减免。福建省工商局原局长周金伙"爱好"寿山石（田黄），凡来求官办事者，只要送上寿山石即可如愿以偿。其中四块寿山石，每块价值都在200万元之上。

爱好往往是打开腐败缺口的钥匙，"不怕领导无原则，就怕领导无爱好"，一些居心叵测之人就从兴趣爱好入手，投其所好，趁机搞小动作，蓄意拉拢、腐蚀、围猎干部。面对种种诱惑，干部稍微放松警觉，就有可能陷入别有用心者设置的圈套，一步一步走向腐化堕落，葬送了自己的政治前途。

为切断"爱好"与腐败"缺口"的通道，不让干部的爱好成为别有用心者所利用的弱点，管理好、掌控好个人的兴趣爱好，是每一名干部的必修课。

1. "爱"有所节，"好"有所制

干部有爱好，本无错，也不是什么坏事，但是要远离低级趣味的爱好。"善为国者必先治其身，治其身者慎其所习。"小节之中有大义，爱好之中见品行。"嗜赌""爱财""好酒"，这些"低级趣味"的爱好往往是腐败的伴生物，也能反映一个官员的人格和官品，干部一定要远离此类"低级趣味"，把自己的兴趣爱好与官德修养结合起来，与理想信念紧密联系起来，与增强党性观念一致起来。要把握好爱好的"度"。世间万物，皆有其度。若是不知何为"度"，把握不好爱好的"度"，奢求爱好、放纵爱好、爱而不节制、好而不慎待，就会让爱好沾上铜臭味，或成为一些别有用心之人投其所好，甚至拉拢腐蚀的突破口，或变成自己"心安理得"地贪腐敛财的幌子，最终也必将会被这些"变了味"的爱好葬送大好前程，落得身败名裂的下场。把握好爱好的尺度，有所爱亦有所节，有所好亦有所制，不为爱好所"役"，如此，说话做事才能皆得其宜，为官才能行之有度，行稳致远。①

2. 敬畏纪律，远离"围猎"

人，皆有所爱好，没有兴趣爱好的人生，必定苍白无味。但爱好是把"双刃剑"，对于董某来说，个人爱好"乐在其中"，让一些投机者找准了"突破口"，成了被围猎的"主攻方向"，被攻陷的"关键命门"，最终走

---

① ［美］乔纳森·海特. 正义之心：为什么人们总是坚持"我对你错"[M]. 舒明月，胡晓旭，译. 浙江：浙江人民出版社，2014.

向极端、吞下苦果。对于干部而言，要防止爱好成为自身的"死穴"，就需拧紧理想信念的"总开关"，树立正确的价值观、义利观、事业观，使心灵不断自我净化。要把好"爱好"这个度，不为物所役、不为物所累，时刻敬畏纪律、敬畏规矩、敬畏道德，稳得住心神、管得住行为、守得住清白。

3. 定住心神，抵制诱惑

"不怕领导讲原则，就怕领导没爱好"，一语道破了"爱好"与"陷阱"的关系。作为干部，爱好本无错，可一旦爱好成了别人"围猎"的突破口，就会走向违纪违法的深渊。健康的生活情趣不是玉能滋养的，干部拒腐防变的免疫力也不是玉能提升的，爱玉就要爱玉的坚韧、温润和纯净，面对诱惑定住心神、站稳脚跟，爱惜自己的羽毛，处理好"为官"与"发财"、"为官"与"做事"的关系。只有洁身自好，常怀律己之心，常念党纪之严，常思贪欲之害，抵御外界各种诱惑的侵袭，才能真正做到"守身如玉"，否则只能是雅好变为雅贿，在贪婪的欲望中"玉石俱焚"，毁了一生前途。

参考文献

[1] 傅小兰，张侃，陈雪峰等．心理健康蓝皮书：中国国民心理健康发展报告（2017—2018）[M]．北京：社会科学文献出版社，2019.

[2] 傅小兰．加强社会心理服务体系建设 [J]．人民论坛，2017（11）上：124.

[3] 辛自强．社会治理中的心理学问题 [J]．心理科学进展，2018（1）：1-13.

[4] 向红．化解基层公务员职业枯竭的心理资本开发机制 [J]．领导科学，2018（26）：53-55.

[5] 谢治菊．十八大以来基层公务员心态变化及调适 [J]．中共福建省委党校学报，2018（5）：41-48.

[6] 徐文锦．干部心理压力的生成逻辑探析 [J]．领导科学，2018（3）下：39-41.

[7] 张庆满．干部心理调适初探 [J]．中国井冈山干部学院学报，2009，2（3）：91-95.

[8] 李朝波．情绪劳动视角下干部抑郁现象分析 [J]．中国党政干部论坛，2017（12）．

[9] 田雨霖，王少楠．一次正常的职务调整后，他慢慢沉沦——黑龙江省甘南县公安局原政委王某严重违纪违法案剖析 [N]．中国纪检监察报，2018-11-14（7）．

[10] 刘东杰，张长立．干部的人际关系冲突与化解 [J]．党政干部学刊，2013（5）：52-56.

[11] 邢婷婷．一本糊涂账，一份糊涂爱，带来一个家庭的悲剧 [EB/OL]．

http：//www.ccdi.gov.cn/jdbg/chyjs/201604/t20160406_156122.html.

[12] 金家飞，徐姗，王艳霞. 角色压力、工作家庭冲突和心理抑郁的中美比较 [J]. 心理学报，2014，46（8）：1144–1160.

[13] 王丽. 干部家庭教育中的常见心理误区及建议 [J]. 领导科学，2014（1）下：43–45.

[14] [美] 戴维·迈尔斯. 社会心理学 [M]. 侯玉波，乐国安，张智勇等，译. 北京：人民邮电出版社，2016.

[15] 彭凯平. 吾心可鉴——澎湃的福流 [M]. 北京：清华大学出版社，2016.

[16] [美] 沃尔特·米歇尔. 棉花糖实验——自控力养成圣经 [M]. 任俊，闫欢，译. 北京：北京联合出版公司，2016.

[17] 高雷. 贪官腐败"画像"之六：面对金钱美色，他们"走火入魔" [EB/OL]. http：//fanfu.people.com.cn/n1/2016/1012/c64371–28770556.html.

[18] 秦天枝. 为什么贪官背后总有"美色" [J]. 人民论坛，2010（8）下：38–39.

[19] 牧之. 心理急救——应对各种日常心理问题的策略和方法 [M]. 江西：江西人民出版社，2016.

[20] 王红燕，王晓燕. 浅谈不良情绪与心肌梗死发生发展的关系 [J]. 北方药学，2012（8）：81.

[21] 陈语，赵鑫，黄俊红. 正念冥想对情绪的调节作用：理论与神经机制 [J]. 心理科学进展，2011，19（10）：1502–1510.

[22]Segal, Z., Williams, M., & Teasdale, J.（2002）. *Mindfulness based cognitive therapy for depression: A new approach to preventing relapse*. New York: Guilford Press.

[23] 任俊，黄璐，张振新. 冥想使人变得平和——人们对正、负性情绪图片的情绪反应可因冥想训练而降低 [J]. 心理学报，2012，44（10）：1339–1348.

[24] 李钦振. 迷失在"风水"中 [N]. 中国纪检监察报，2018–09–26（7）.

[25] 李文宁，王生霞，刘永涛. 收、收、收！他对贿赂来者不拒 [N]. 中国纪检监察报，2018-08-15（7）.

[26] 郑日昌. 领导心理调适案例 [M]. 北京：人民出版社，2015.

[27] 胡月星，许晓平. 领导干部心理健康读本 [M]. 北京：中国人民大学出版社，2005.

[28] 何咏坤. 心态失衡 行为脱轨 [N]. 中国纪检监察报，2019-09-4（7）.

[29] 李众旺.“玉石局长”的自毁之路 [N]. 中国纪检监察报，2019-08-20（7）.

[30] [美] 乔纳森·海特. 正义之心：为什么人们总是坚持“我对你错”[M]. 舒明月，胡晓旭，译. 浙江：浙江人民出版社，2014.

附　件

一、生活事件量表（LES）

指导语：下面是每个人都有可能遇到的一些日常生活事件，究竟是好事还是坏事，可根据个人情况自行判断。这些事件可能对个人有精神上的影响（体验为紧张、压力、兴奋或苦恼等），影响的轻重程度是各不相同的，影响持续的时间也不一样。请你根据自己的情况，实事求是地回答下列问题，填表不记姓名，完全保密，请在最适合的答案上打"√"。

生活事件名称	事件发生时间				性质		精神影响程度				影响持续时间				备注
	未发生	一年前	一年内	长期性	好事	坏事	无影响	轻度	中度	重度	极重	三月内	半年内	一年内	一年以上	
举例：房屋拆迁			√			√							√			
家庭有关问题																
1. 恋爱或订婚																
2. 恋爱失败、破裂																
3. 结婚																
4. 自己（爱人）怀孕																
5. 自己（爱人）流产																
6. 家庭增添新成员																
7. 与爱人、父母不和																
8. 夫妻感情不好																

生活事件名称	事件发生时间				性质		精神影响程度				影响持续时间				备注
	未发生	一年前	一年内	长期性	好事	坏事	无影响	轻度	中度	重度	极重	三月内	半年内	一年内	一年以上
9. 夫妻分居（因不和）															
10. 性生活不满意或独身															
11. 夫妻两地分居（工作需要）															
12. 配偶一方有外遇															
13. 夫妻重归于好															
14. 超指标生育															
15. 本人（爱人）做绝育手术															
16. 配偶死亡															
17. 离婚															
18. 子女升学（就业）失败															
19. 子女管教困难															
20. 子女长期离家															
21. 父母不和															
22. 家庭经济困难															
23. 欠债500元以上															
24. 经济情况显著改善															
25. 家庭成员重病或重伤															
26. 家庭成员死亡															
27. 本人重病或重伤															
28. 住房紧张															

续表

生活事件名称	事件发生时间				性质		精神影响程度					影响持续时间				备注
	未发生	一年前	一年内	长期性	好事	坏事	无影响	轻度	中度	重度	极重	三月内	半年内	一年内	一年以上	
工作学习中的问题																
29. 待业、无业																
30. 开始就业																
31. 高考失败																
32. 扣发奖金或罚款																
33. 突出的个人成就																
34. 晋升、提级																
35. 对现职工作不满意																
36. 工作学习中压力大（如成绩不好）																
37. 与上级关系紧张																
38. 与同事、邻居不和																
39. 第一次远走他乡																
40. 生活规律重大变动（饮食睡眠规律改变）																
41. 本人退休离休或未安排具体工作																
社交与其他问题																
42. 好友重病或重伤																
43. 好友死亡																
44. 被人误会、错怪、诬告、议论																
45. 介入民事法律纠纷																
46. 被拘留、受审																
47. 失窃、财产损失																

续表

生活事件名称	事件发生时间				性质		精神影响程度					影响持续时间				备注
	未发生	一年前	一年内	长期性	好事	坏事	无影响	轻度	中度	重度	极重	三月内	半年内	一年内	一年以上	
48. 意外惊吓、发生事故、自然灾害																
如果你还经历过其他的生活事件，请依次填写																
49																
50																
正性事件值： 负性事件值： 总值：																
家庭有关问题： 工作学习中的问题： 社交及其他问题：																

（一）LES 的目的和背景

使用《生活事件量表》目的是对精神刺激进行定性和定量。

生活事件对身心健康的影响日益受到人们的重视，也已促进医学模式的转变。许多研究报告了生活事件与某些疾病的发生、发展或转归的相关关系。可是，大多数这类研究的结果不尽一致，甚至相互矛盾。原因是多方面的，生活事件的评定问题就是其中之一。

在研究生活事件评定的初级阶段，人们只注重那些较重大的生活事件，因而指统计某一段时期内较大事件发生的次数。次数越多，表示遭受的精神刺激越强。这种评定方法非常简单，不足之处是显而易见的。不同的生活事件引起的精神刺激可能大小不一，于是人们相信，每种生活事件理应具有其"客观"的刺激强度。从 20 世纪 60 年代开始,人们对各种生活事件的"客观定量"有了较多的研究兴趣。其中,美国的 Holmes TH 和 Rahe 于 1967 年编制了著名的《社会重新适应量表》(简称"SRRS")。它的理论假设是:任何形式的生活变化都需要个体动员机体的应激资源去做新的适应,因而产生紧张。SRRS 的计算方法是在累计生活事件次数的基础上进行加权计分,即对不同的生活事件给予不同的评分,然后累加得其总值。

但是这类性质的量表比较适用于研究生活事件的客观属性和某一群体的价值取向。如果用于对个体精神刺激的评定或对生活事件致病作用的研究,尚有一些没有解决的问题。

问题之一,同一生活事件在不同的性别、年龄、文化背景及至同一个体的不同时期可能具有不同的意义。生活事件即便是一种客观存在,但是要成为精神压力尚必须经过个体的主观感受。精神刺激的强度一方面受到生活事件本身的性质、特点的影响,另一方面更受到个体的需要、动机、个性、以往经历以及神经生物学特性的制约。可以说,不管人们对某一事件的看法与客观实际是否一致,也不管是什么因素影响了他们对事件的认识、判断和评价,唯有个体实际感受到的精神紧张才对健康构成真正的威胁。

问题之二,SRRS 假设生活事件不管属于积极性质或消极性质,都会造成精神紧张。而人们发现,消极性质的生活事件与疾病最为相关,而中性或积极性质的生活事件的致病作用却并不明显。

基于上述两方面的原因,个体的精神刺激评定不宜使用常模的标准化计分,而应分层化或个体化,并应包括定性和定量评估,以分别观察正性、负性生活事件的影响作用。按照这种新的构想,在前人的工作基础上编制了《生活事件量表》(简称"LES")。

(二)LES 的适用范围

LES 适用于 16 岁以上的正常人、神经症、心身疾病、各种躯体疾病患者以及自知力恢复的重性精神病患者。

（三）LES 的使用方法和计算方法

LES 是自评量表，含有 48 条我国较常见的生活事件，包括三个方面的问题：一是家庭生活方面（28 条），二是工作学习方面（13 条），三是社交及其他方面（7 条）。另设有 2 条空白项目，供当事者填写自己经历而表中并未列出的某些事件。

填写者须仔细阅读和领会指导语，然后将某一时间范围内（通常为一年内）的事件记录下来。有的事件虽然发生在该时间范围之前，但如果影响深远并延续至今，可作为长期性事件记录。

对于上表已列出但未经历的事件应一一注明"未经历"，不留空白，以防遗漏。然后，由填写者根据自身的实际感受而不是按常理或伦理道德观念去判断那些经历过的事件对本人来说是好事或是坏事，影响程度如何，影响的持续时间有多久。

一次性的事件如流产、失窃要记录发生次数，长期性事件如住房拥挤、夫妻分居等不到半年记为 1 次，超过半年记为 2 次。影响程度分为 5 级，从毫无影响到影响极重分别记 0，1，2，3，4 分；影响持续时间分三月内、半年内、一年内、一年以上共 4 个等级，分别记 1，2，3，4 分。

生活事件刺激量的计算方法：

1. 某事件刺激量 = 该事件影响程度分 × 该事件持续时间分 × 该事件发生次数

2. 正性事件刺激量 = 全部好事刺激量之和

3. 负性事件刺激量 = 全部坏事刺激量之和

4. 生活事件总刺激量 = 正性事件刺激量 + 负性事件刺激量

另外，还可以根据研究或诊断治疗需要，按家庭问题、工作学习问题和社交等问题进行分类统计。

（四）LES 结果解释及应用价值

LES 总分越高反映个体承受的精神压力越大。95％的正常人一年内的

LES 总分不超过 10 分，99％的不超过 32 分。负性事件的分值越高对身心健康的影响越大，正性事件分值的意义尚待进一步的研究。

（五）应用价值

1. 甄别高危人群，预防精神障碍和心身疾病，对 LES 分值较高者加强预防工作。

2. 指导正常人了解自己的精神负荷、维护身心健康，提高生活质量。

3. 用于指导心理治疗、危机干预，使心理治疗和医疗干预更具针对性。

4. 用于神经症、身心疾病、各种躯体疾病及重性精神疾病的病因学研究，可确定心理因素在这些疾病发生、发展和转归中的作用分量。

（六）适用范围

LES 适用于 16 岁以上的正常人，神经症、心身疾病、各种躯体疾病患者以及自知力恢复的重性精神病患者。

二、症状自评量表 -SCL90

指导语：以下表格中列出了有些人可能有的病痛或者问题，请仔细阅读每一条，然后根据最近一星期以内下列问题影响你或者使你感到苦恼的程度，在方格内选择最合适的一格画"√"。请逐条填写不要遗漏，每一项只能画一个"√"，请不要画两个或更多。自我评定的五个等级：

1. 自觉无该项症状；

2. 轻度，自觉有该项问题，但发生得并不频繁、不严重；

3. 中度，自觉有该问题，其严重程度为轻到中度；

4. 偏重，自觉常有该项症状，其程度为中到重度；

5. 重度，自觉该症状的频度和强度都十分严重。

序号	项目	没有	较轻	中度	较重	严重
1	头痛	1	2	3	4	5
2	神经过敏，心中不踏实	1	2	3	4	5
3	头脑中有不必要的想法或字句盘旋	1	2	3	4	5
4	头昏或昏倒	1	2	3	4	5
5	对异性的兴趣减退	1	2	3	4	5
6	对旁人责备求全	1	2	3	4	5
7	感到别人能控制您的思想	1	2	3	4	5
8	责怪别人制造麻烦	1	2	3	4	5
9	忘性大	1	2	3	4	5
10	担心自己的衣饰整齐及仪态的端正	1	2	3	4	5
11	容易烦恼和激动	1	2	3	4	5
12	胸痛	1	2	3	4	5
13	害怕空旷的场所或街道	1	2	3	4	5
14	感到自己的精力下降，活动减慢	1	2	3	4	5
15	想结束自己的生命	1	2	3	4	5
16	听到旁人听不到的声音	1	2	3	4	5
17	发抖	1	2	3	4	5
18	感到大多数人都不可信任	1	2	3	4	5
19	胃口不好	1	2	3	4	5
20	容易哭泣	1	2	3	4	5
21	同异性相处时感到害羞不自在	1	2	3	4	5
22	感到受骗、中了圈套或有人想抓住您	1	2	3	4	5
23	无缘无故地突然感到害怕	1	2	3	4	5
24	自己不能控制地大发脾气	1	2	3	4	5
25	怕单独出门	1	2	3	4	5
26	经常责怪自己	1	2	3	4	5
27	腰痛	1	2	3	4	5
28	感到难以完成任务	1	2	3	4	5
29	感到孤独	1	2	3	4	5

序号	项目	没有	较轻	中度	较重	严重
30	感到苦闷	1	2	3	4	5
31	过分担忧	1	2	3	4	5
32	对事物不感兴趣	1	2	3	4	5
33	感到害怕	1	2	3	4	5
34	您的感情容易受到伤害	1	2	3	4	5
35	旁人能知道您的私下想法	1	2	3	4	5
36	感到别人不理解您、不同情您	1	2	3	4	5
37	感到人们对您不友好、不喜欢您	1	2	3	4	5
38	做事必须做得很慢以保证做得正确	1	2	3	4	5
39	心跳得很厉害	1	2	3	4	5
40	恶心或胃部不舒服	1	2	3	4	5
41	感到比不上他人	1	2	3	4	5
42	肌肉酸痛	1	2	3	4	5
43	感到有人在监视您、谈论您	1	2	3	4	5
44	难以入睡	1	2	3	4	5
45	做事必须反复检查	1	2	3	4	5
46	难以做出决定	1	2	3	4	5
47	怕乘电车、公共汽车、地铁或火车	1	2	3	4	5
48	呼吸有困难	1	2	3	4	5
49	一阵阵发冷或发热	1	2	3	4	5
50	因为感到害怕而避开某些东西、场合或活动	1	2	3	4	5
51	脑子变空了	1	2	3	4	5
52	身体发麻或刺痛	1	2	3	4	5
53	喉咙有梗塞感	1	2	3	4	5
54	感到没有前途没有希望	1	2	3	4	5
55	不能集中注意	1	2	3	4	5
56	感到身体的某一部分软弱无力	1	2	3	4	5
57	感到紧张或容易紧张	1	2	3	4	5

续表

序号	项目	没有	较轻	中度	较重	严重
58	感到手或脚发重	1	2	3	4	5
59	想到死亡的事	1	2	3	4	5
60	吃得太多	1	2	3	4	5
61	当别人看着您或谈论您时感到不自在	1	2	3	4	5
62	有一些不属于您自己的想法	1	2	3	4	5
63	有想打人或伤害他人的冲动	1	2	3	4	5
64	醒得太早	1	2	3	4	5
65	必须反复洗手、点数目或触摸某些东西	1	2	3	4	5
66	睡得不稳不深	1	2	3	4	5
67	有想摔坏或破坏东西的冲动	1	2	3	4	5
68	有一些别人没有的想法或念头	1	2	3	4	5
69	感到对别人神经过敏	1	2	3	4	5
70	在商店或电影院等人多的地方感到不自在	1	2	3	4	5
71	感到任何事情都很困难	1	2	3	4	5
72	一阵阵恐惧或惊恐	1	2	3	4	5
73	感到在公共场合吃东西很不舒服	1	2	3	4	5
74	常与人争论	1	2	3	4	5
75	独自一人时神经很紧张	1	2	3	4	5
76	别人对您的成绩没有做出恰当的评价	1	2	3	4	5
77	即使和别人在一起也感到孤单	1	2	3	4	5
78	感到坐立不安、心神不定	1	2	3	4	5
79	感到自己没有什么价值	1	2	3	4	5
80	感到熟悉的东西变得陌生或不像是真的	1	2	3	4	5
81	大叫或摔东西	1	2	3	4	5
82	害怕会在公共场合昏倒	1	2	3	4	5
83	感到别人想占您的便宜	1	2	3	4	5
84	为一些有关"性"的想法而很苦恼	1	2	3	4	5
85	您认为应该因为自己的过错而受到惩罚	1	2	3	4	5

序号	项目	没有	较轻	中度	较重	严重
86	感到要赶快把事情做完	1	2	3	4	5
87	感到自己的身体有严重问题	1	2	3	4	5
88	从未感到和其他人很亲近	1	2	3	4	5
89	感到自己有罪	1	2	3	4	5
90	感到自己的脑子有毛病	1	2	3	4	5

《症状自评量表 –SCL90》是世界上最著名的心理健康测试量表之一，是当前使用最为广泛的精神障碍和心理疾病门诊检查量表，将协助个体从 10 个方面来了解自己的心理健康程度。本测验适用对象为 16 岁以上的人群。

（一）测验目的

本测验的目的是从感觉、情感、思维、意识、行为直到生活习惯、人际关系、饮食睡眠等多种角度，评定一个人是否有某种心理症状及其严重程度如何。

（二）测验功能

SCL-90 对有心理症状（有可能处于心理障碍或心理障碍边缘）的人有良好的区分能力。适用于测查某人群中哪些人可能有心理障碍、某人可能有何种心理障碍及其严重程度如何。可用于临床上检查是否存在心身疾病，各大医院都在使用本测验诊断患者的心理和精神问题。本测验不仅可以自我测查，也可以对他人（如其行为异常，有患精神或心理疾病的可能）进行核查，假如发现得分较高，则表明可能急需治疗。

（三）理论背景

SCL-90 最原始的版本是由 Derogaitis，L.R. 在他编制的 Hopkin's 症状清单（HSCL 1973）的基础上，于 1975 年编制而成的。曾有 58 项题目的版本和 35 项题目的简本，现在普遍得到应用的是由 90 个自我评定项目组成的版本，所以也将此测验简称为 SCL–90。格瑞思在中国普遍应用的版本的基础之上，分别制定了最新的不同年龄群的常模，并且将最原始的版本《症状自评量表 –SCL90》晦涩难懂的解释修改为通俗易懂的、适合中国人的解释系统。

（四）测验构成

本测验共 90 个自我评定项目。测验的 9 个因子分别为：躯体化、强迫症状、人际关系敏感、抑郁、焦虑、敌对、恐怖、偏执及精神病性。

（五）SCL-90 测验计分表

F1		F2		F3		F4		F5		F6	
项目序号	评分	项目序号	评分	项目序号	评分	项目序号	评分	项目序号	评分	项目序号	评分
1		3		6		5		2		11	
4		9		21		14		17		24	
12		10		34		15		23		63	
27		28		36		20		33		67	
40		38		37		22		39		74	
42		45		41		26		57		81	
48		46		61		29		72			
49		51		69		30		78			
52		55		73		31		80			
53		65				32		86		合计	
56						54					
58		合计		合计		71		合计			
合计						79					
						合计					

F7		F8		F9		F10		结果处理		
项目序号	评分	项目序号	评分	项目序号	评分	项目序号	评分	因素项	粗分/项目数	T分
13		8		7		19		F1	/12	
25		18		16		44		F2	/10	
47		43		35		59		F3	/9	
50		68		62		60		F4	/13	
70		76		77		64		F5	/10	
75		83		84		66		F6	/6	
82		合计		85		89		F7	/7	
合计				87		合计		F8	/6	
				88				F9	/10	
				90		合计		F10	/7	
				合计						

（六）SCL-90 自测量表分析

症状自评量表（Self-reporting Inventory），又名 90 项症状清单（SCL-90）。该量表共有 90 个项目，包含有较广泛的精神病症状学内容，从感觉、情感、思维、意识、行为直至生活习惯、人际关系、饮食睡眠等，均有所涉及，并采用 10 个因子分别反映 10 个方面的心理症状情况。

1. 量表特点

（1）心理健康症状自评量表具有容量大、反映症状丰富、更能准确刻画被试的自觉症状等特点。它包含有较广泛的精神病症状学内容，从感觉、情绪、思维、行为直至生活习惯、人际关系、饮食睡眠等，均有所涉及。

（2）它的每一个项目均采取 5 级评分制，具体说明如下：

没有：自觉并无该项问题（症状）；

很轻：自觉有该问题，但发生得并不频繁、严重；

中等：自觉有该项症状，其严重程度为轻到中度；

偏重：自觉常有该项症状，其程度为中到严重；

严重：自觉该症状的频度和强度都十分严重。

作为自评量表，这里的"轻、中、重"的具体含义应该由自评者自己去体会，不必做硬性规定。

（3）该量表可以用来进行心理健康状况的诊断，也可以做精神病学的研究。可以用于他评，也可以用于自评。

2. 测验效用评价

（1）在精神科和心理咨询门诊中，作为了解就诊者或者受咨询者心理卫生问题的一种评定工具；

（2）综合性医院中，常以该量表了解躯体疾病求助者的精神症状，并认为结果满意；

（3）应用 SCL-90 调查不同职业群体的心理卫生问题，从不同侧面反映各种职业群体的心理卫生问题。

3. 适用范围

本测验适用对象包括初中生至成人。本测验的目的是从感觉、情感、思维、意识、行为直到生活习惯、人际关系、饮食睡眠等多种角度，评定一个人是否有某种心理症状及其严重程度如何。它对有心理症状（有可能处于心理障碍或心理障碍边缘）的人具有良好的区分能力。适用于测查某人群中哪些人可能有心理障碍、某人可能有何种心理障碍及其严重程度如何。不适合于躁狂症和精神分裂症。本测验不仅可以自我测查，也可以对他人（如其行为异常，有患精神或心理疾病的可能）进行核查。

4. 量表包含内容

本测验共 90 个自我评定项目。测验的 9 个因子分别为：躯体化、强迫症状、人际关系敏感、抑郁、焦虑、敌对、恐怖、偏执及精神病性。

5. 操作手册

心理健康症状自评量表是为了评定个体在感觉、情绪、思维、行为直至生活习惯、人际关系、饮食睡眠等方面的心理健康症状而设计的。

（1）躯体化：包括 1，4，12，27，40，42，48，49，52，53，56 和 58，共 12 项。该因子主要反映主观的身体不适感。

（2）强迫症状：包括 3，9，10，28，38，45，46，51，55 和 65，共 10 项，反映临床上的强迫症状群。

（3）人际关系敏感：包括 6，21，34，36，37，41，61，69 和 73，共 9 项。主要指某些个人不自在感和自卑感，尤其是在与其他人相比较时更突出。

（4）抑郁：包括 5，14，15，20，22，26，29，30，31，32，54，71 和 79，共 13 项。反映与临床上抑郁症状群相联系的广泛的概念。

（5）焦虑：包括 2，17，23，33，39，57，72，78，80 和 86，共 10 项。指在临床上明显与焦虑症状群相联系的精神症状及体验。

（6）敌对：包括 11，24，63，67，74 和 81，共 6 项。主要从思维、情感及行为三方面来反映病人的敌对表现。

（7）恐怖：包括 13，25，47，50，70，75 和 82，共 7 项。它与传统的恐怖状态或广场恐怖所反映的内容基本一致。

（8）偏执：包括 8，18，43，68，76 和 83，共 6 项。主要是指猜疑和关系妄想等。

（9）精神病性：包括 7，16，35，62，77，84，85，87，88 和 90，共 10 项。其中幻听、思维播散、被洞悉感等反映精神分裂样症状项目。

19，44，59，60，64，66 及 89 共 7 个项目，未能归入上述因子，它们主要反映睡眠及饮食情况。我们在有些资料分析中，将之归为因子 10 "其他"。

6. 施测步骤

（1）在开始评定前，先由工作人员把总的评分方法和要求向受检者交代清楚。然后让其做出独立的、不受任何人影响的自我评定，并用铅笔填写。

SCL-90 的每一个项目均采用 5 级评分制，具体如下：

这里的"影响"包括症状所致的痛苦和烦恼，也包括症状造成的心理社会功能损害。"轻、中、重"的具体定义，由被试者自己体会，不必做硬性规定。

（2）对于文化程度低的自评者，可由工作人员逐项念给他听，并以中性的、不带任何暗示和偏向地把问题本身的意思告诉他。

（3）评定的时间范围是"现在"或者是"最近一个星期"的实际感觉。

（4）评定结束时，由本人或临床咨询师逐一查核，凡有漏评或者重新评定的，均应提醒自评者再考虑评定，以免影响分析的准确性。

7. 测验的计分

SCL-90的统计指标主要为两项，即总分和因子分。

（1）总分项目

总分：90个项目单项分相加之和，能反映其病情严重程度。

总均分：总分/90，表示从总体情况看，该受检者的自我感觉位于1—5级间的哪一个分值程度上。

阳性项目数：单项分≥2的项目数，表示受检者在多少项目上呈有"病状"。

阴性项目数：单项分=1的项目数，表示受检者"无症状"的项目有多少。

阳性症状均分：（总分—阴性项目数）/阳性项目数，表示受检者在"有症状"项目中的平均得分。反映受检者自我感觉不佳的项目，其严重程度究竟介于哪个范围。

（2）因子分

因子分共包括10个因子，即所有90个项目分为10大类。每一因子反映受检者某一方面的情况，因而通过因子分可以了解受检者的症状分布特点，并可作廓图（Profile）分析。

8. 得分结果的解释

（1）基本解释

按全国常模结果，总分超过160分，或阳性项目数超过43项，或任一因子分超过2分，需考虑筛选阳性，需进一步检查。

（2）得分症状详解

总症状指数，是指总的来看，被试的自我症状评价介于"没有"到"严重"的哪一个水平。总症状指数的分数在1~1.5之间，表明被试自我感觉没有量表中所列的症状；在1.5~2.5之间，表明被试感觉有点症状，但发生得并不频繁；在2.5~3.5之间，表明被试感觉有症状，其严重程度为轻到中度；在3.5~4.5之间，表明被试感觉有症状，其程度为中到严重；在4.5~5之间，表明被试感觉有症状，且症状的频度和强度都十分严重。

阳性项目数，是指被评为2~5分的项目数分别是多少，它表示被试在多少项目中感到"有症状"。

阴性项目数，是指被评为1分的项目数，它表示被试"无症状"的项目有多少。

阳性症状均分，是指个体自我感觉不佳的项目的程度究竟处于哪个水平。其意义与总症状指数的相同。

因子分，SCL-90包括9个因子，每一个因子反映出个体某方面的症状情况，通过因子分可了解症状分布特点。当个体在某一因子的得分大于2时，即超出正常均分，则个体在该方面就很有可能有心理健康方面的问题。

①躯体化

主要反映身体不适感，包括心血管、胃肠道、呼吸和其他系统的不适，和头痛、背痛、肌肉酸痛，以及焦虑等躯体不适表现。

该分量表的得分在0~48分之间。得分在24分以上，表明个体在身体上有较明显的不适感，并常伴有头痛、肌肉酸痛等症状。得分在12分以下，躯体症状表现不明显。总的说来，得分越高，躯体的不适感越强；得分越低，症状体验越不明显。

②强迫症状

主要指那些明知没有必要，但又无法摆脱的无意义的思想、冲动和行为，还有一些比较一般的认知障碍的行为征象也在这一因子中反映。

该分量表的得分在0~40分之间。得分在20分以上，强迫症状较明显；

得分在 10 分以下，强迫症状不明显。总的说来，得分越高，表明个体越无法摆脱一些无意义的行为、思想和冲动，并可能表现出一些认知障碍的行为征兆；得分越低，表明个体在此种症状上表现越不明显，没有出现强迫行为。

③人际关系敏感

主要是指某些人际的不自在与自卑感，特别是与其他人相比较时更加突出。在人际交往中的自卑感、心神不安、明显的不自在，以及人际交流中的不良自我暗示、消极的期待等是这方面症状的典型原因。

该分量表的得分在 0~36 分之间。得分在 18 分以上，表明个体人际关系较为敏感，人际交往中自卑感较强，并伴有行为症状（如坐立不安，退缩等）。得分在 9 分以下，表明个体在人际关系上较为正常。总的说来，得分越高，个体在人际交往中表现的问题就越多，自卑、自我中心越突出，并且已表现出消极的期待；得分越低，个体在人际关系上越能应付自如，人际交流自信、胸有成竹，并抱有积极的期待。

④抑郁

苦闷的情感与心境为代表性症状，以生活兴趣的减退、动力缺乏、活力丧失等为特征。还表现出失望、悲观以及与抑郁相联系的认知和躯体方面的感受，另外，还包括有关死亡的思想和自杀观念。

该分量表的得分在 0~52 分之间。得分在 26 分以上，表明个体的抑郁程度较强，生活缺乏足够的兴趣，缺乏运动活力，极端情况下，可能会有想死亡的思想和自杀的观念。得分在 13 分以下，表明个体抑郁程度较弱，生活态度乐观积极，充满活力，心境愉快。总的说来，得分越高，抑郁程度越明显；得分越低，抑郁程度越不明显。

⑤焦虑

一般指那些烦躁、坐立不安、神经过敏、紧张以及由此产生的躯体征象，如震颤等。

该分量表的得分在 0~40 分之间。得分在 20 分以上，表明个体较易焦虑，易表现出烦躁、不安静和神经过敏，极端时可能导致惊恐发作。得分在 10 分以下，表明个体不易焦虑，易表现出安定的状态。总的说来，得分越高，焦虑表现越明显；得分越低，越不会导致焦虑。

⑥敌对

主要从三方面来反映敌对的表现：思想、感情及行为。其项目包括厌烦的感觉，摔物，争论直到不可控制的脾气暴发等各方面。

该分量表的得分在 0~24 分之间。得分在 12 分以上，表明个体易表现出敌对的思想、情感和行为。得分在 6 分以下表明个体容易表现出友好的思想、情感和行为。总的说来，得分越高，个体越容易敌对，好争论，脾气难以控制；得分越低，个体的脾气越温和，待人友好，不喜欢争论，无破坏行为。

⑦恐怖

恐惧的对象包括出门旅行、空旷场地、人群或公共场所和交通工具。此外，还有社交恐惧。

该分量表的得分在 0~28 分之间。得分在 14 分以上，表明个体恐怖症状较为明显，常表现出社交、广场和人群恐惧。得分在 7 分以下，表明个体的恐怖症状不明显。总的说来，得分越高，个体越容易对一些场所和物体发生恐惧，并伴有明显的躯体症状；得分越低，个体越不易产生恐怖心理，越能正常地交往和活动。

⑧偏执

主要指投射性思维、敌对、猜疑、妄想、被动体验和夸大等。

该分量表的得分在 0~24 分之间。得分在 12 分以上，表明个体的偏执症状明显，较易猜疑和敌对。得分在 6 分以下，表明个体的偏执症状不明显。总的说来，得分越高，个体越易偏执，表现出投射性的思维和妄想；得分越低，个体思维越不易走极端。

⑨精神病性

反映各式各样的急性症状和行为，即限定不严的精神病性过程的症状表现。

该分量表的得分在 0~40 分之间。得分在 20 分以上，表明个体的精神病性症状较为明显。得分在 10 分以下，表明个体的精神病性症状不明显。总的说来，得分越高，越多表现出精神病性症状和行为；得分越低，就越少表现出这些症状和行为。

⑩其他项目（睡眠、饮食等）

作为附加项目或其他，作为第 10 个因子来处理，以便使各因子分之和等于总分。

按中国常模结果，如果您的 SCL-90 总分超过 160 分，单项均分超过 2 分就应做进一步检查。标准分为大于 200 分说明你有很明显的心理问题，可求助于心理咨询。大于 250 分则比较严重，需要做医学上的详细检查，很可能要做针对性的心理治疗或在医生的指导下服药。

三、抑郁自评量表（SDS）与汉密尔顿抑郁量表（HAMD）

抑郁自评量表（SDS）

指导语：请根据您近一周的感觉来进行评分，数字的顺序依次为从无、有时、经常、持续。"从无"表示出现类似情况的频率少于 1 天或没有出现，"有时"表示至少 2~3 天会出现类似情况，"经常"表示至少 4~5 天会出现类似情况，"持续"表示几乎每天都会出现类似情况。

序号	项目	从无	有时	经常	持续
1	我觉得闷闷不乐，情绪低沉	1	2	3	4
2	我觉得一天之中早晨最好	4	3	2	1
3	我一阵阵哭出来或觉得想哭	1	2	3	4
4	我晚上睡眠不好	1	2	3	4
5	我吃得跟平常一样多	4	3	2	1
6	我与异性亲密接触时和以往一样感到愉快	4	3	2	1
7	我发觉我的体重在下降	1	2	3	4
8	我有便秘的苦恼	1	2	3	4
9	我心跳比平常快	1	2	3	4
10	我无缘无故地感到疲乏	1	2	3	4

序号	项目	从无	有时	经常	持续
11	我的头脑和平常一样清楚	4	3	2	1
12	我觉得经常做的事情并没有困难	4	3	2	1
13	我觉得不安而平静不下来	1	2	3	4
14	我对未来抱有希望	4	3	2	1
15	我比平常容易生气激动	1	2	3	4
16	我觉得做出决定是容易的	4	3	2	1
17	我觉得自己是个有用的人，有人需要我	4	3	2	1
18	我的生活过得很有意思	4	3	2	1
19	我认为如果我死了，别人会生活得更好	1	2	3	4
20	平常感兴趣的事我仍然感兴趣	4	3	2	1

结果分析：

指标为总分。将 20 个项目的各个得分相加，即得粗分。标准分等于粗分乘以 1.25 后的整数部分。总粗分的正常上限为 41 分，标准总分为 53 分。

抑郁严重度 = 各条目累计分 /80

结果：0.5 以下者为无抑郁，0.5~0.59 为轻微至轻度抑郁，0.6~0.69 为中至重度，0.7 以上为重度抑郁。仅做参考。

此评定量表不仅可以帮助诊断是否有抑郁症状，还可以判定抑郁程度的轻重。因此，一方面可以用来作为辅助诊断的工具，另一方面也可以用来观察在治疗过程中抑郁的病情变化，用来作为疗效的判定指标。但是，此评定量表不能用来判断抑郁的性质，所以不是抑郁症的病因及疾病诊断分类用表。因此，测出有抑郁症之后，应该及时到精神科门诊进行详细的检查、诊断及治疗。

但是，需要注意的是，该量表仅仅用于抑郁症的自评提示，并不能作为诊断依据。如果读者自测分数较高，并不一定就患上了抑郁症，可前往专业医生处咨询。

汉密尔顿抑郁量表（HAMD）

测评指导：此量表应由经过训练的两名评定员对被评定者进行汉密尔顿抑郁量表联合检查。一般采用交谈与观察方式，待检查结束后，两名评定员分别独立评分。若需比较治疗前后抑郁症状和病情的变化，则于入组时，评定当时或入组前一周的情况，治疗后2~6周，再次评定比较。

项目	分级表现	分数
（1）抑郁情绪	0分 = 没有； 1分 = 只在问到时才诉述； 2分 = 在访谈中自发地表达； 3分 = 不用言语也可以从表情、姿势、声音或欲哭中流露出这种情绪； 4分 = 病人的自发言语和非语言表达（表情、动作）几乎完全表现为这种情绪。	
（2）有罪感	0分 = 没有； 1分 = 责备自己，感到自己已连累他人； 2分 = 认为自己犯了罪，或反复思考以往的过失和错误； 3分 = 认为目前的疾病是对自己错误的惩罚，或有罪恶妄想； 4分 = 罪恶妄想伴有指责或威胁性幻觉。	
（3）自杀	0分 = 没有； 1分 = 觉得活着没有意义； 2分 = 希望自己已经死去，或常想与死亡有关的事； 3分 = 消极观念（自杀念头）； 4分 = 有严重自杀行为。	
（4）入睡困难	0分 = 没有； 1分 = 主诉入睡困难，上床半小时后仍不能入睡； 2分 = 主诉每晚均有入睡困难。	
（5）睡眠不深	0分 = 没有； 1分 = 睡眠浅，多噩梦； 2分 = 半夜（晚12点钟以前）曾醒来（不包括上厕所）。	
（6）早醒	0分 = 没有； 1分 = 有早醒，比平时早醒1小时，但能重新入睡，应排除平时习惯； 2分 = 早醒后无法重新入睡。	

项目	分级表现	分数
（7）工作和兴趣	0分＝没有； 1分＝提问时才诉述； 2分＝自发地直接或间接表达对活动、工作或学习失去兴趣，如感到没精打采，犹豫不决，不能坚持或需强迫自己去工作或劳动； 3分＝活动时间减少或成效下降，住院患者每天参加病房劳动或娱乐不满3小时； 4分＝因目前的疾病而停止工作，住院者不参加任何活动或者没有他人帮助便不能完成病室日常事务。	
（8）迟缓	0分＝没有； 1分＝精神检查中发现轻度阻滞； 2分＝精神检查中发现明显阻滞； 3分＝精神检查进行困难； 4分＝完全不能回答问题（木僵）。	
（9）激越	0分＝没有； 1分＝检查时有些心神不定； 2分＝明显心神不定或小动作多； 3分＝不能静坐，检查中曾起立； 4分＝搓手、咬手指、咬头发、咬嘴唇。	
（10）精神性焦虑	0分＝没有； 1分＝问及时诉述； 2分＝自发地表达； 3分＝表情和言谈流露出明显忧虑； 4分＝明显惊恐。	
（11）躯体性焦虑	0分＝没有； 1分＝轻度； 2分＝中度，有肯定的上述症状； 3分＝重度，上述症状严重，影响生活或需要处理； 4分＝严重影响生活和活动。	
（12）胃肠道症状	0分＝没有； 1分＝食欲减退，但不需他人鼓励便自行进食； 2分＝进食需他人催促或请求和需要应用泻药或助消化药。	

项目	分级表现		分数
（13）全身症状	0分＝没有； 1分＝四肢、背部或颈部沉重感，背痛、头痛、肌肉疼痛、全身乏力或疲倦； 2分＝症状明显。		
（14）性症状	0分＝没有； 1分＝轻度； 2分＝重度； 3分＝不能肯定，或该项对被评者不适合（不计入总分）。		
（15）疑病	0分＝没有； 1分＝对身体过分关注： 2分＝反复考虑健康问题； 3分＝有疑病妄想； 4分＝伴幻觉的疑病妄想。		
（16）体重减轻	（1）按病史评定： 0分＝没有； 1分＝患者诉说可能有体重减轻； 2分＝肯定体重减轻。	（2）按体重记录评定： 0分＝1周内体重减轻0.5kg以内； 1分＝1周内体重减轻超过0.5kg； 2分＝1周内体重减轻超过1kg。	
（17）自知力	0分＝知道自己有病，表现为忧郁； 1分＝知道自己有病，但归咎于伙食太差、环境问题、工作过忙、病毒感染或需要休息； 2分＝完全否认有病。		
（18）日夜变化	0分＝早晚情绪无区别； 1分＝早晨或傍晚轻度加重； 2分＝早晨或傍晚严重。		
（19）人格解体或现实解体	0分＝没有； 1分＝问及时才诉述； 2分＝自发诉述； 3分＝有虚无妄想； 4分＝伴幻觉的虚无妄想。		

项目	分级表现	分数
（20）偏执症状	0分=没有； 1分=有猜疑； 2分=有牵连观念； 3分=有关系妄想或被害妄想； 4分=伴有幻觉的关系妄想或被害妄想。	
（21）强迫症状	0分=没有； 1分=问及时才诉述； 2分=自发诉述。	
（22）能力减退感	0分=没有； 1分=仅于提问时方引出主观体验； 2分=病人主动表示有能力减退感； 3分=需鼓励、指导和安慰才能完成病室日常事务或个人卫生； 4分=穿衣、梳洗、进食、铺床或个人卫生均需要他人协助。	
（23）绝望感	0分=没有； 1分=有时怀疑"情况是否会好转"，但解释后能接受； 2分=持续感到"没有希望"，但解释后能接受； 3分=对未来感到灰心、悲观和绝望，解释后不能排除； 4分=自动反复诉述"我的病不会好了"或诸如此类的情况。	
（24）自卑感	0分=没有； 1分=仅在询问时诉述有自卑感不如他人； 2分=自动诉述有自卑感； 3分=病人主动诉说自己一无是处或低人一等（与评2分者只是程度的差别）； 4分=自卑感达妄想的程度，例如"我是废物"或类似情况。	
总分		

注：HAMD大部分项目采用0~4分的5级评分法（0：无；1：轻度；2：中度；3：重度；4：很重），少数项目采用0~2分的3级评分法（0：无；1：可疑或轻微；2：有明显症状）。

汉密尔顿抑郁量表（HAMD）（24 项版本）结果判定

总分	诊断
＜ 8 分	正常
8~19 分	可能有抑郁症
20~35 分	可确诊抑郁症
≥ 35 分	严重抑郁症

汉密尔顿抑郁量表（简称"HAMD"），由 Hamilton 于 1960 年编制，是临床上评定抑郁状态时使用最普遍的量表，后又经过多次修订，版本有 17 项、21 项和 24 项三种。本书介绍的是 24 项版本。

（一）适用范围

适用于有抑郁症状的成人。

（二）使用方法

1. 评定方法：应由经过训练的两名评定员对被评定者进行 HAMD 联合检查。一般采用交谈与观察方式，待检查结束后，两名评定员分别独立评分。若需比较治疗前后抑郁症状和病情变化，则于入组时，评定当时或入组前一周的情况；治疗后 2~6 周，再次评定，以资比较。

2. 评定标准：HAMD 大部分项目采用 0~4 分的 5 级评分法：（0）无，（1）轻度，（2）中度，（3）重度，（4）极重。少数项目评定则为 0~2 分的 3 级评分法：（0）无，（1）轻—中度，（2）重度。

（三）HAMD 中出现的相关概念的解释

1. 迟缓。指思维和言语缓慢，注意力难以集中，主动性减退。

2. 躯体性焦虑。指焦虑的生理症状，包括口干、腹胀、腹泻、打嗝、腹绞痛、心悸、头痛、过度换气和叹息，以及尿频和出汗等。

3. 性症状。指性欲减退、月经紊乱等。

4. 人格解体和现实解体。指非真实感或虚无妄想。

5. 强迫症状。指强迫思维或强迫行为。

（四）注意事项

1. HAMD 中，第 8、9 及 11 项，依据观察进行评定，其余各项则根据病人自己的口头叙述评分；但其中第 1 项需两者兼顾。另外，第 7 和 22 项，尚需向病人家属或病房工作人员收集资料；而第 16 项，最好根据体重记录，也可依据病人主诉及家属或病房工作人员所提供的资料评定。

2. HAMD 在使用前一定要经过系统的培训，才能保证其可靠的信度、效度。对于初学者，可提供结构性的访谈提纲，有助于评定者的使用和获得可靠的结果。

3. 经过培训的施测者进行一次评定，一般需 15~20 分钟，主要取决于病人的病情严重程度及其合作情况；如病人严重迟缓，则所需时间将更长。

（五）结果解释

1. 总分：是一项很重要的资料，能较好地反映病情的严重程度，即病情越轻，总分越低；病情越高，总分越高。通过总分在心理咨询或药物治疗前后的变化来衡量各种心理、药物干预的效果。同时，在研究入组病例时，通过 HAMD 的测评可以详细地了解研究对象症状的严重程度，用于不同研究结果之间的类比和重复。

2. 分界值：按照 Davis JM 的划分，对于 24 项版本，总分 ≥ 35 分，可能为严重抑郁症状；总分 ≥ 20 分，可能是轻或中度的抑郁症状；总分 < 8 分，则提示没有抑郁症状。

3. 因子分：可以反映来访者或病人的抑郁症状的特点，同时也可反映心理或药物干预前后靶症状的变化特点。

根据各项目反映的症状特点，HAMD 将之分为 7 个因子，分别为：

（1）焦虑 / 躯体化，由精神性焦虑、躯体性焦虑、肠胃道症状、疑病、自知力、全身症状 6 项组成；

（2）体重，即体重减轻 1 项；

（3）认识障碍，由自罪感、自杀、激越、人格或现实解体、偏执症状

和强迫症状 6 项组成;

（4）日夜变化，仅日夜变化 1 项;

（5）迟缓，由抑郁情绪、工作和兴趣、迟缓和性症状 4 项组成;

（6）睡眠障碍，由入睡困难、睡眠不深和早醒 3 项组成;

（7）绝望感，由能力退化感、绝望感和自卑感 3 项组成。

每个因子各项目得分的算术和即为因子分。

（六）应用价值

HAMD 是经典的抑郁症状评定量表，久用不衰，已被公认，且方法简单，标准明确，便于掌握。可用于抑郁症、躁郁症、焦虑症等多种疾病的抑郁症状评定，尤其适用于抑郁症。

后　记

　　笔者通过多年在干部培训班上授课发现：当前一些干部对心理健康缺乏科学认知，对科学心理调适方法的学习兴趣较浓，希望能有相关专业书籍推荐学习。但笔者同时也发现，目前市面上关于心理健康的书籍在科学性、专业性、针对性方面还存在不足，大都集中在企业员工、学生、医护人员、空巢老人等群体，而针对干部群体心理健康与调适的书籍较少。为此，笔者结合自身心理学专业知识、心理咨询经验、授课调研等优势，采取专题研讨和典型事例剖析的方法，对这一问题进行研究和探索，只是一个初步的尝试。但我们相信，随着国家社会治理能力的提升，社会心理服务体系的建立和完善，这方面的研究内容将具有更重要的价值和现实意义。

　　此书从构思到完成，历时两年，现在得以出版，和关心、爱护我的人密不可分，在此一并表示感谢。

　　感谢我的恩师们，他们以自身的厚德和孜孜不倦的追求教导我，做好一个称职的工匠，也要念念不忘其后的理想。他们是重庆大学曹跃群教授、张鹏教授、梁建春副教授，还有重庆市委党校闫建教授。

　　感谢我的领导及同事们，在我写作困惑时给予的指导与修改。他们是璧山区委党校的常务副校长欧文礼、副校长张长林。

　　感谢我的校友们，他们在文献检索、资料搜集、案例素材等方面给予了我大力帮助，这一群师兄师姐师弟师妹们个个都是人才，讲话又好听，让我每天都能开心地写作。他们是重庆市委党校王正攀副教授，重庆大学秦增强博士、郭鹏飞博士、杨玉玲博士，还有重庆机场集团的吕佩、璧山网信办的田羽。

感谢我的闺密们，虽身处异地，但经常陪我一起探讨问题到深夜，我的哭我的笑都有她们的陪伴。她们是李丽、张秀娟。

感谢清华大学彭凯平教授，虽素昧平生，但他众多的讲座与书籍传递出的积极心理学理念，在我每一次情绪低谷时都对我有莫大的鼓励和指引。

还要特别感谢我的家人，我的父母、丈夫、姐姐、弟弟，感谢你们自始至终对我的理解与支持，虽然在专业上无法给我以帮助，但在心理上却是我最为坚强的后盾！感谢女儿小依依的到来，你的咿呀学语，你的蹒跚学步，你的呆你的萌，让母爱可以有处安放。

最后，经此一段时间的写作学习，我深切感知，于此修行远途，我方才启程，虽然前路漫漫，然而有从古至今的诸多前贤学者、前辈师友，或为我指点，或与我同行，实在是满心期待，万分荣幸。正如太史公之言：高山仰止，景行行止，虽不能至，然心向往之！

由于笔者时间和水平有限，书中定有一些不当之处，敬请学界同仁和各位读者批评指正！

向　红

2020 年 2 月于大学城